Hausaufgaben für Patienten

Herausgegeben von
Jürgen Buchbauer

Bibliografische Information der Deutschen Nationalbibliothek
Die Deutsche Nationalbibliothek verzeichnet diese Publikation in der Deutschen Nationalbibliografie; detaillierte bibliografische Daten sind im Internet über http://dnb.d-nb.de abrufbar.

Bestellnummer 1472

2. Auflage 2021

Titelfoto und Fotos: Oliver Hurst, Kunstlicht-Fotostudio, www.kunstlicht-fotostudio.de
GES Sportfoto, www.ges-sportfoto.de
Isabelle Heeger, TRIMEDIC

Erschienen als Band 7 der Buchreihe „Hausaufgaben für Patienten"

Druck und Verarbeitung: Plump Druck & Medien GmbH, Rheinbreitbach
Printed in Germany · ISBN 978-3-7780-1472-1

Inhaltsverzeichnis

Vorwort des Herausgebers

Die Buchreihe „Hausaufgaben für Patienten" richtet sich an die Betroffenen und deren Angehörige. Im vorliegenden Band 7 handelt es sich um „Hausaufgaben für Patienten mit Arthrose".

Nach dem bereits erschienenen Band Osteoporose in der Reihe „Hausaufgaben", folgt mit dem Thema der Arthrose eine Erweiterung der Thematik am Bewegungsapparat. Während bei der Osteoporose die Knochensubstanz vermindert ist, zeigt sich bei der Arthrose eine Abnutzung des Knorpels auf der Gelenkoberfläche. Der degenerative Stoffwechselprozess wird in Schweregrade von I bis IV eingeteilt. Eine präventive Vorgehensweise ist bei den ersten beiden Schweregraden zumindest möglich, dagegen hilft bei einer kompletten Zerstörung des Knorpels nur eine Operation mit künstlichem Gelenkersatz.

Bei Arthrose ist regelmäßige Bewegung und individuelle Belastungsintensität das Entscheidende. Auch unterstützt eine gesunde Ernährung das Trainingsprogramm. Bewegungsmangel, Übergewicht, Stress, Fehlbelastungen und schlechte Ernährung fördert das Krankheitsbild der Arthrose. Einfluss nehmen kann die Ernährung, indem weniger tierische Eiweiße und Fette in Form von Fleisch und Wurst zugeführt werden. Sie bewirken eine mögliche Übersäuerung des Körpers und fördern Entzündungsprozesse, die sich negativ auf die Gelenke auswirken. Durch eine gesunde Ernährung und einem gezielten Bewegungsprogramm wird der Körper eher in ein basisches Milieu geführt.

Das Autorenteam, bestehend aus den Experten Stefan Sell, Rita Wittelsberger, Steffen Wiemann, Isabelle Heeger und Klaus Bös, beschreibt ausführlich wie es zu einer Arthrose kommt und mit welchen Bewegungsübungen und sportlichen Aktivitäten der Arthrose eine Linderung verschafft werden kann. Primär geht es dabei um Arthrosen der Hüft- und Kniegelenke. Je nach Arthrosegrad kommt es vor, dass man plötzlich morgens nach dem Aufstehen merkt: die Gelenkbeweglichkeit ist eingeschränkt und mit Schmerzen verbunden. Und dann? Dazu haben die Autoren eine Checkliste erstellt, was bei welchen Symptomen zu tun ist. Dies kann eine aktive oder passive Maßnahme sein. Das Übungsrepertoire besteht insgesamt aus Kräftigungs-, Beweglichkeits- und Dehnübungen, die auch zu Hause ausgeführt werden können. Eine besondere Aufmerksamkeit ist dem Muskelfaszientraining mit einer Rolle oder Massagestick gewidmet. Es werden Übungen an Geräten vorgestellt, die in einem Sportstudio trainiert werden können. Vor allen Dingen wird erklärt, was Sie auf keinen Fall tun sollten – die sogenannten Kontraindikationen. Sind Sie bereits langjähriger Sportler, wissen Sie vielleicht vom Gefühl her, was gut für Sie ist. Trotzdem ist das Kapitel „Sport bei Arthrose" lesenswert. Zu den verschiedenen Sportarten wird erklärt, welche die Hüft- und Kniegelenke gering oder deutlich belasten.

Ist die Arthrose bereits soweit fortgeschritten, dass eine Operation ansteht, kann die eine oder andere Übung dennoch nützlich sein. Folgerichtig haben wir dazu einen zweiten Band geplant mit dem Thema der künstlichen Hüft- und Kniegelenke. Ich hoffe, der Leser dieses Bandes kann dies vermeiden und ist erfolgreich in der Umsetzung der dargestellten Möglichkeiten. Dazu wünsche ich dem Betroffenen viel Energie. Erfolg stellt sich allerdings nur dann ein, wenn kontinuierlich und konsequent trainiert wird.

Jürgen Buchbauer
Sportlehrer und Physiotherapeut

Einleitung und Lesehilfe

Wer kennt das nicht? Das Knie ist nach körperlicher Anstrengung gerötet und geschwollen oder es schmerzt morgens nach dem Aufstehen und es dauert eine Weile bis man „eingelaufen" ist.
Am Anfang scheinen Salben, Quarkwickel und andere Hausmittelchen noch zu helfen, aber irgendwann geht man dann doch zum Arzt.
„Arthrose" lautet dann oft die Diagnose und auf dem Röntgenbild oder im MRT zeigt der Orthopäde auf abgenutzte Knorpelstellen und klassifiziert den Grad der Arthrose mit I bis IV. Was tun?
Bewegung, Sport und Arthrose scheinen sich auf den ersten Blick zu widersprechen. Wie wichtig die Bewegung jedoch für das Gelenk, insbesondere auch für das verletzte und vorgeschädigte Gelenk ist, wird rasch klar, wenn man sich die Ernährung des Gelenks bewusst macht. Bewegung bildet die Basis für den Austausch und Transport von Nährstoffen in das Gelenk, insbesondere gilt dies für das verletzte und vorgeschädigte Gelenk.

„Wer rastet, der rostet". Dieses alte Sprichwort drückt mit vier Worten das zentrale Problem gerade bei Arthrose aus: Bewegt man sich im Alltag nicht ausreichend, schadet man damit seinem gesamten Körper. Richtig eingesetzt und dosiert kann Bewegung schon der erste Baustein auf dem Weg in ein gesünderes, aktiveres und schmerzfreieres Leben ohne Arthrosebeschwerden sein.
Jede Wanderung auf einen Berggipfel, jeder Marathonlauf, aber auch jede Verhaltensänderung beginnt mit dem ersten Schritt. Die Tatsache, dass Sie diesen Ratgeber in den Händen halten, zeigt, dass Sie ein aktiveres Leben, ein Leben mit Bewegung, führen möchten.

Unser Ziel war es, einen Ratgeber zu schreiben, der Ihnen einerseits wichtige Informationen zum Thema Arthrose, aber andererseits auch ganz konkrete praktische Tipps gibt. Dazu vereint das Autorenteam die Kompetenz von Orthopädie, Physiotherapie und Sportwissenschaft zu diesem gemeinsamen Thema. Der Fokus unseres Ratgebers ist auf das Knie- und Hüftgelenk gelegt. Die Grundprinzipien sind jedoch auf alle anderen Gelenk übertragbar.

Die Beachtung der im Anschluss folgenden 10 Punkte hilft Ihnen bei einer aktiveren Lebensgestaltung und dabei, den inneren Schweinehund zu überwinden oder bei Laune zu halten.

Wir wünschen Ihnen viel Spaß bei der Lektüre dieses Buches.
Stefan Sell, Rita Wittelsberger, Steffen Wiemann, Isabelle Heeger & Klaus Bös

10 Regeln für eine aktive Lebensgestaltung	
1.	Aller Anfang ist schwer! Setzen Sie sich Ziele, die realistisch sind. Lassen Sie sich bei der Zielsetzung von Ihrem Orthopäden, Physiotherapeuten oder Sporttherapeuten in einer guten Fitness-Einrichtung beraten.
2.	Finden Sie Ihre passende Aktivität! Ihre Bewegungsaktivitäten und Ihr Sport müssen zu Ihnen passen und nicht umgekehrt. Nutzen Sie die Tipps in Rad- und Wanderführern in Ihrer Region!
3.	Planen Sie Ihre Aktivitäten fest in Ihren Lebensrhythmus ein. Es ist fast alles eine Frage von Prioritäten – auch Ihre Bewegungsaktivität.
4.	Suchen Sie sich eine Sportgruppe oder einen Trainingspartner oder motivieren Sie Ihren Lebenspartner. Zu zweit oder in der Gruppe fällt vieles leichter.
5.	Bewegen Sie sich lieber öfters und regelmäßig statt selten und intensiv.
6.	Sport alleine hilft nicht! Sie brauchen auch viel Bewegung im Alltag. Ideal sind tägliche moderate Bewegung und zwei bis drei Sporteinheiten pro Woche.
7.	Nutzen Sie alle Bewegungschancen im Alltag: Treppe statt Rolltreppe, möglichst oft zu Fuß gehen, Gartenarbeit und tägliche Wege mit dem Fahrrad statt mit dem Auto zurücklegen.
8.	Schreiben Sie Ihre Aktivitäten auf und reden Sie darüber. So wird Ihnen Ihr eigenes Bewegungsverhalten bewusst.
9.	Lassen Sie sich regelmäßig durchchecken und achten Sie auf Ihren Lebensstil.
10.	Überprüfen Sie Ihre Ziele und passen Sie diese an Ihre Möglichkeiten an.

1 Was ist Arthrose?

Die Gelenke im Körper sind alle ähnlich aufgebaut. Am Beispiel des Kniegelenks möchten wir den genauen Aufbau des Knochens darstellen: Im gesunden Kniegelenk sind die beiden knöchernen Gelenkpartner – der Oberschenkelknochen und der Scheinbeinkopf – von einer Knorpelschicht überzogen. Der Knorpel ermöglicht, dass sich beide Gelenkanteile bewegen können, ohne dass die Knochen direkt aufeinander treffen. Damit das Gelenk ungestört gleiten kann, produziert die Gelenkinnenhaut eine Flüssigkeit, die so genannte Synovialflüssigkeit. Diese „Gelenkschmiere" hält den Knorpel glatt und geschmeidig. Der Knorpel und seine Schmiere bilden gemeinsam eine Art Stoßdämpfer zwischen den Gelenkpartnern, der Belastungen dämpft und ausgleicht. Dieser grundsätzliche Aufbau ist bei allen Gelenken gleich.

Bei der Arthrose kommt es zu einer Schädigung des Gelenkknorpels. Der Knorpel wird dünner und ist teilweise komplett aufgelöst. Im Spätstadium der Arthrose reibt Knochen auf Knochen (Knochen-Knochen-Kontakt). Dies ist für die zum Teil erheblichen Gelenkschmerzen verantwortlich.

Vom Anlauf- bis zum Dauerschmerz

Typisch ist der so genannte Anlaufschmerz im Anfangsstadium der Erkrankung: ein stechender, brennender Schmerz, der ins Gelenk einschießt, wenn man sich nach einer längeren Ruhephase wieder in Bewegung setzt, und der sich dann bessert, wenn das Gelenk „eingelaufen" ist.

Beim Fortschreiten der Erkrankung stellt sich nach einer gewissen Gehstrecke oder einer Belastung ein Belastungsschmerz ein. Dieser Schmerz tritt typischerweise nach einer Strecke von etwa ein bis zwei Kilometern auf. Die Belastbarkeit des Gelenks nimmt in der Regel im weiteren Verlauf der Erkrankung stetig ab.

Im Spätstadium ist das Gelenk fast ständig entzündet und es treten Schmerzen auch in Ruhe und nachts auf.

Phasen „stumm" und „aktiviert"

Bei Arthrose wird zwischen den „stummen" Phasen, in denen keine Symptome auftreten und das Bewegungsverhalten ganz normal ist, und den „aktivierten"

Phasen unterschieden. Hierbei ist die Bewegung stark eingeschränkt und sehr schmerzhaft. Je nach Grad der Arthrose nehmen die „aktivierten" Phasen zu, werden länger und es folgen auf aktivierte Phasen immer weniger und kürzere stumme Phasen. Der Schmerzzustand wird mehr und mehr zum Normalzustand.

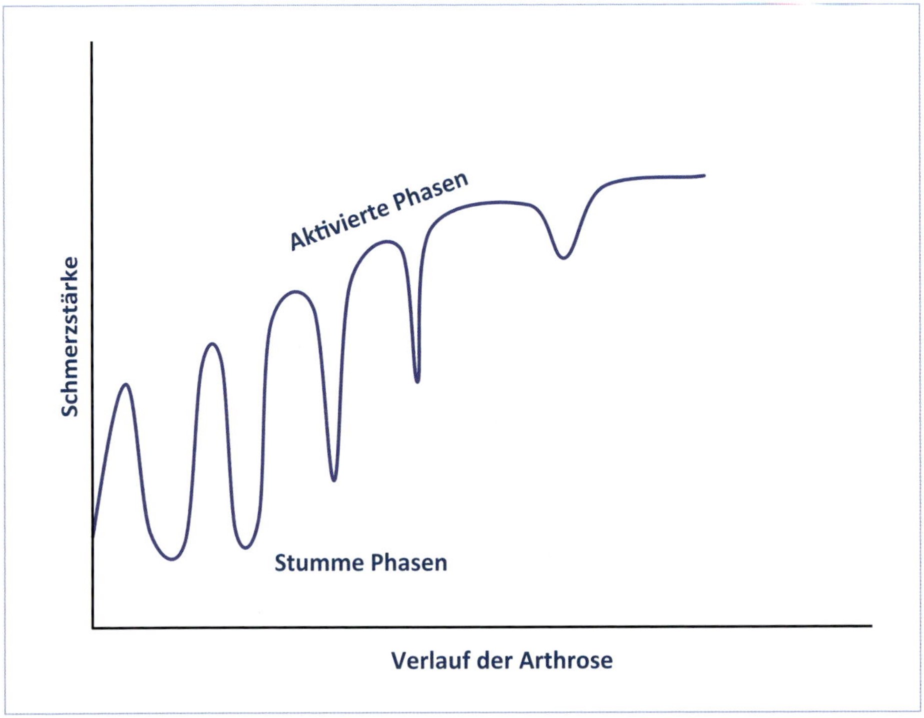

Abbildung 1: Verlauf der Arthrose

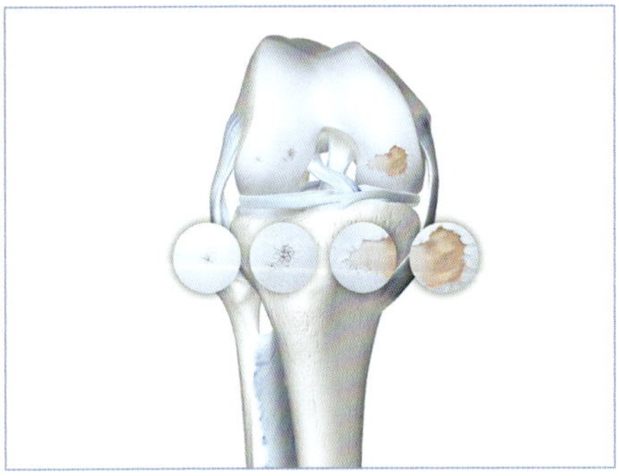

Abbildung 2: Kniegelenk mit Oberschenkel und Schienbeinkopf mit Knorpelabrieb

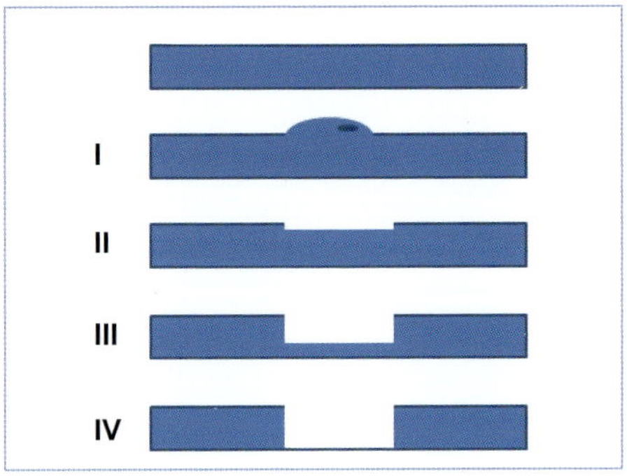

Abbildung 3: Schema der verschiedenen Arthrosestadien

(Bild mit freundlicher Genehmigung Fa. Bauerfeind, Zeulenroda)

Arthrosegrade

Die Arthrosegrade werden eingeteilt nach dem Maß der Knorpelzerstörung. Die Stadien der Arthrose beginnen mit einem leichten Knorpelschaden (Stadium I) bis zur völligen Zerstörung des Knorpels und einem Freiliegen der Knochen im Stadium IV.
Die vier Stadien lassen sich sehr gut im Röntgenbild darstellen. Es zeigt sich eine zunehmende Verschmälerung des Gelenkspaltes. In Tabelle 1 finden Sie eine Beschreibung zu den Stadien der Arthrose und deren symptomatische Kennzeichen (Einteilung in Anlehnung an Outerbridge, 1961).

Tabelle 1: Stadien der Arthrose (nach Outerbridge, 1961)

Arthrose-Stadien	Beschreibung
Stadium I	Weiche Knorpeloberfläche, noch keine Schädigung der Knorpeloberflächenschicht.
Stadium II	Frühstadium: deutlicher Knorpelschaden. Es ist nur die Knorpeloberfläche betroffen. Verringerung des Gelenkspalts im Röntgenbild, Veränderungen am Knochen unter dem geschädigten Knorpel, dennoch bemerken viele Betroffene noch keine Symptome, stumme Arthrose.
Stadium III	Fortgeschrittenes Stadium: Knorpelbrüche. Zum Teil tief reichende Knorpelbrüche. Sie reichen jedoch nicht bis zum darunter liegenden Knochen. Entzündungen im Gelenkbereich, Belastungs- und Anlaufschmerzen, zeitweise Entzündungen (aktivierte Arthrose), viele Betroffene kommen erst jetzt zum Arzt.
Stadium IV	Spätstadium: Knorpelflächen sind weitgehend zerstört, freiliegender Knochen. Ganz erhebliche Entzündungen des Gelenks, Bildung von knöchernen Auswüchsen (Osteophyten), Muskelverkürzungen und Verhärtungen, erhebliche Bewegungseinschränkungen bis zur Einsteifung des Gelenks.

Arthrose in Fakten und Zahlen

Arthrose ist eine Volkskrankheit geworden. Aus der GEDA-Studie 2010 zeigt sich, dass ab dem 50. Lebensjahr die Prävalenz, also die Auftretenswahrscheinlichkeit für Arthrose, bei 14,9% liegt, danach steigt das Auftreten rapide an und ab dem 60. Lebensjahr sind bereits die Hälfte der Frauen und ein Drittel der Männer betroffen (Robert-Koch-Institut, 2013).

Das Gelenk, an dem am häufigsten Arthrose entsteht, ist das Kniegelenk mit knapp 48,4%, gefolgt von der Hüfte mit 39%, dem Daumensattelgelenk mit 2,4% und sonstiger Arthrosen mit 9,2% (Statistisches Bundesamt, 2012).

Die Arthrose ist mit erheblichen Kosten verbunden. Erkrankungen des Muskel-Skelett-Systems nahmen 2008 mit 28,5 Mrd. Euro (= 11,2 %), nach den Erkrankungen des Herz-Kreislauf-Systems, den Erkrankungen des Verdauungssystems und den psychischen Erkrankungen und Verhaltensstörungen den viertgrößten Kostenfaktor für Behandlungen von Krankheiten in Deutschland ein. Von den Kosten für Erkrankungen des Muskel-Skelett-Systems wurden 7,6 Mrd. Euro für die Behandlung von Arthrose aufgewandt (Statistisches Bundesamt, 2008).

2 Was kann ich bei Arthrose tun?

Haben Sie den Verdacht, unter Arthrose der Knie- oder Hüftgelenke zu leiden, sollten Sie im ersten Schritt einen Orthopäden aufsuchen. Dieser wird die Diagnose mit Hilfe von Untersuchungen oder bildgebenden Verfahren bestätigen oder eine andere Ursache für Ihre Beschwerden herausfinden.

Eine frühzeitige Diagnosestellung ist wichtig, um möglichst rasch das Alltags- und Berufsleben und die sportliche Aktivität den Bedürfnissen des Gelenkes anzupassen und einer Verschlechterung der Gelenksituation vorzubeugen.

Bei einer vorliegenden Arthrose kommt es zu folgenden Einschränkungen und Beschwerden:

- **Verschlechterung der Gelenkbeweglichkeit**
  Beim Kniegelenk kommt es zum Verlust der kompletten Streckung des Knies. Wenn das Bein auf einer geraden Unterlage liegt, passt zwischen Kniekehle und Unterlage eine Hand oder mehr durch, das Bein liegt nicht mehr komplett auf.
  Bei einer Arthrose der Hüftgelenke geht zunächst die Drehung der Hüfte nach innen verloren. Anschließend ist die Drehung nach außen betroffen, in Folge dann auch das Anwinkeln des Beines.
  Grundsätzlich müssen Einschränkungen der Beweglichkeit immer durch andere Gelenke kompensiert werden, was häufig zu Problemen führt. Bei Kniearthrose ist häufig die Hüfte betroffen, bei Hüftarthrose kompensiert die Wirbelsäule die fehlende Beweglichkeit und reagiert mit Schmerzen.

- **Abnahme der Muskulatur**
  Im Laufe der Zeit nimmt die Muskulatur des betroffenen Beines ab. Dies zeigt sich optisch zunächst am großen vorderen Oberschenkelmuskel, der Beinumfang nimmt im Gegensatz zur anderen Seite erkennbar ab.

- **Entzündung des Gelenks**
  Im Verlauf der Arthrose kommt es zur Schwellung des betroffenen Gelenks, die meist bereits äußerlich sichtbar ist. Die Schwellung führt zu einer Steifigkeit im Gelenk, die morgens auftritt und nach etwa einer halben Stunde besser wird, wenn die Stoffwechselprozesse durch die Bewegung in Gang kommen.

Mit Hilfe der folgenden Checkliste können Sie überprüfen, welche dieser drei mit Arthrose verbundenen Beschwerden vorliegen. Je nachdem, wie das Ergebnis ausfällt, erhalten Sie von uns Tipps, welche Übungen geeignet sind und welche Maßnahmen Sie zur Linderung der Beschwerden anwenden können.

Tabelle 2: Welche Beschwerden habe ich?

Checkliste				
Welche Beschwerden habe ich?		**Überprüfung**	**NEIN**	**JA**
1.	Haben Sie Schmerzen in Knie oder Hüfte, wenn Sie sich nach längerer Ruhephase wieder in Bewegung setzen?	Wenn ich nach längerem Sitzen oder Liegen aufstehe, habe ich Schmerzen, die nach einiger Zeit (ca. 30 min) verschwinden.		
2.	Haben Sie Schmerzen, wenn Sie sich bewegen (Gehen, Treppen steigen)?	Ich kann maximal 1–2 km schmerzfrei gehen.		
3.	Haben Sie Schmerzen in Ruhe oder in der Nacht?	Ich habe im Sitzen, Liegen und beim Schlafen ständig Schmerzen.		
4.	Ist die Beweglichkeit des betroffenen Gelenks eingeschränkt?	Knie: Setzen Sie sich auf den Boden und strecken Sie das betroffene Bein aus. Passt Ihre Handfläche unter das Kniegelenk? Hüfte: Haben Sie Probleme bei der Beugung (z. B. beim Sitzen, beim Bücken, Socken anziehen oder Radfahren)? Haben Sie Probleme, die Hüfte zu drehen?		
5.	Fühlt sich Ihr Knie/Ihre Hüfte am Morgen steif an?	Fühlt sich Ihr Kniegelenk an, als hätten Sie eine Manschette darum und legt sich dieses Gefühl innerhalb von ca. 30 min nach dem Aufstehen?		
6.	Fühlt sich Ihr Knie/Ihre Hüfte tagsüber steif an?	Bleibt das Gefühl der Steifigkeit über den ganzen Tag erhalten oder steigert es sich sogar?		
7.	Ist die Muskulatur der betroffenen Seite abgeschwächt?	Messen Sie den Umfang Ihres Oberschenkels mit einem Maßband in der Mitte des Oberschenkels. Gibt es einen Unterschied zwischen den Seiten von mehr als 1 cm?		
8.	Liegt eine Entzündung Ihres Knie- oder Hüftgelenks vor?	Ist das betroffene Knie- oder Hüftgelenk sichtbar dicker als die Gegenseite? Fühlt es sich wärmer an?		

Auswertung Checkliste und Empfehlungen für das Training

Fragen 1–3 (Schmerz)
Haben Sie Frage 1 mit JA beantwortet, liegt ein so genannter Anlaufschmerz vor. Konnten Sie auch Frage 2 mit JA beantworten, liegt zusätzlich ein Belastungsschmerz vor. Haben Sie alle 3 Fragen mit JA beantwortet, liegt auch ein Ruheschmerz vor.

Vorgehen bei den Übungen

1 Frage mit JA	▸ Alle Übungen des Ratgebers sind möglich
2 Fragen mit JA	▸ Verletzungsreiche Sportarten (Ballsport, Kampfsport) vorerst meiden, Übungen Stufe 1 und 2
3 Fragen mit JA	▸ Vorerst nur mit den Übungen Stufe 1 beginnen, bei Schmerzfreiheit langsam steigern

Fragen 4–6 (Gelenkbeweglichkeit)
Konnte mindestens eine Frage mit JA beantwortet werden, sollten Ihnen Ihr Arzt Hilfestellung und Therapiemöglichkeiten anbieten (Physiotherapie, physikalische Therapie, Trainingstherapie), um die Funktion des Gelenks zu verbessern und ein Fortschreiten der Arthrose zu verhindern.

Vorgehen bei den Übungen

1–2 Fragen mit JA	▸ Übungen Stufe 1 und 2
3 Fragen mit JA	▸ Vorerst nur mit den Übungen Stufe 1 beginnen, bei Schmerzfreiheit langsam steigern

Frage 7 (Muskulatur)
Konnten Sie eine Abnahme der Muskulatur feststellen, sollten Sie ein systematisches Aufbautraining durchführen (entsprechend Ihren Ergebnissen der Fragen 1-3 und 4-6). Die Übungen des vorliegenden Ratgebers werden Ihnen helfen, Ihre gelenkumgebende Muskulatur zu kräftigen, um in Alltag und Sport weniger Beschwerden zu haben und das Kniegelenk zu entlasten und vor einem Fortschreiten der Arthrose zu schützen. Treten bei Übungen Schmerzen auf, reduzieren Sie die Belastung oder fragen Sie Ihren Arzt um Rat.

Frage 8 (Entzündung)
Liegt eine Entzündung des Gelenks vor, kann ein Arzt mit Hilfe von Verordnungen zur physikalischen Therapie helfen. Haben Sie Übungen dieses Ratgebers durchgeführt, können Sie im Anschluss mit kühlenden Maßnahmen der Entzündung entgegenwirken (gefrorene Gelbeutel: Eisbeutel für max. 15 Minuten in einem Tuch auf das betroffene Gelenk legen).

Regelmäßige Kontrolle Ihres Gelenks

Auch wenn Sie gut mit Ihrem Gelenk zurechtkommen, ist es ratsam, mindestens alle 2 Jahre eine Routinekontrolle zu planen. Hat die Arthrose sich verschlechtert? Ist Ihr muskuläres Trainingsprogramm angepasst? Können zusätzliche vorbeugende Maßnahmen geplant werden?

Wenn sich der Zustand Ihres Gelenks nach 12 Wochen trotz Behandlung nicht verbessert oder sogar verschlechtert, zögern Sie nicht und vereinbaren Sie einen erneuten Termin bei Ihrem Orthopäden. Eventuell muss eine andere Art der Behandlung gewählt oder die berufliche oder sportliche Belastung geändert werden.

3 Verhalten im Beruf und Alltag

Im Alltag begegnen Patienten mit Knie- und Hüftarthrose häufig Situationen, in denen Schmerzen auftreten und die aus Angst vermieden werden bzw. nur mit Ausweichbewegungen durchgeführt werden können. Mit einigen Tipps können Sie im Alltag Ihre Gelenke schützen und entlasten.

Hilfsmittel

Personen mit Knie- oder Hüftarthrose stehen eine Vielzahl von technischen und medizinischen Hilfsmitteln zur Verfügung. Nutzen Sie rollbare Einkaufskörbe, Greifzangen, Strumpfanzieher, Schuhlöffel usw. und erleichtern Sie sich damit alltägliche Aufgaben.

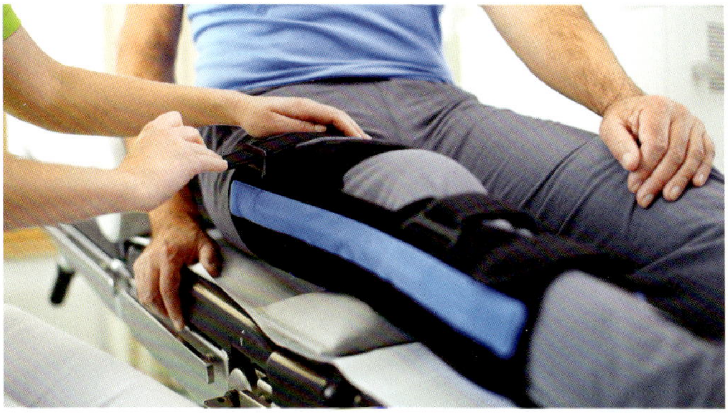

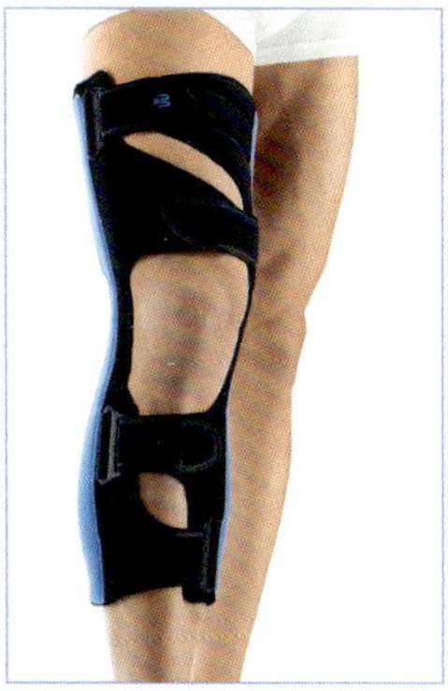

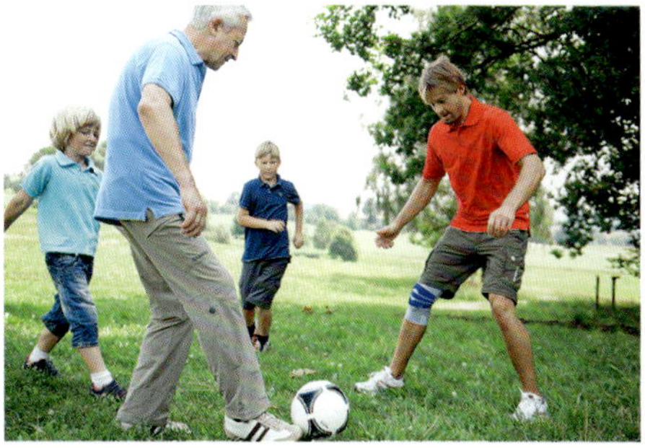

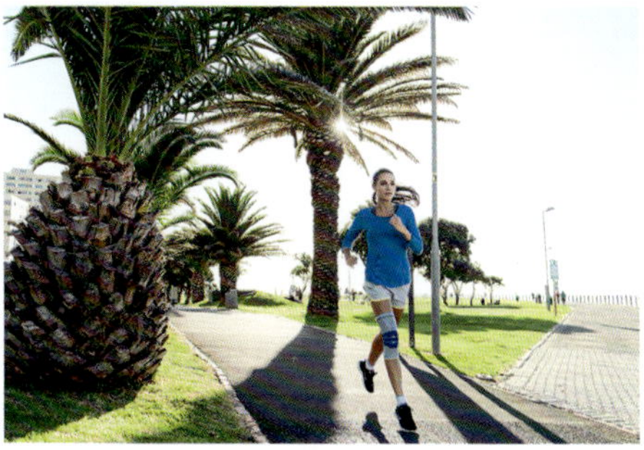

Bilder 1–4: mögliche Hilfsmittel bei Arthrose (Bilder 1–2 oben: Mit freundlicher Genehmigung Fa. Bauerfeind, Zeulenroda, Bilder 3–4 unten: GES-Sportfoto)

Mit Hilfe von Schuheinlagen oder Pufferabsätzen können Sie Ihrem Gelenk Entlastung beim Gehen und Stehen verschaffen.
Orthesen (DONJOY, GENULOC usw.), Aktivbandagen (GENUTRAIN, STABILOGEN, Genuforce usw.), elastische Binden oder Tape (Kinesiotape) bewirken durch eine Kompression des Gelenks bzw. eine Aktivierung der Muskulatur (Kinesiotape) von außen eine Verbesserung der Gelenkstabilität. Je stabiler und fester die Orthese ist desto mehr Halt und Führung hat das Gelenk. Orthesen, Bandagen und Tape sind jedoch passive Hilfsmittel und ersetzen nicht die aktive, muskuläre Stabilisierung des Knie- oder Hüftgelenks.

Büroarbeit/Sitzen

Für sitzende Tätigkeiten ist ein Stuhl mit Armlehnen empfehlenswert. Beim Aufstehen und Hinsetzen können Sie sich an der Lehne oder den Oberschenkeln aufstützen.

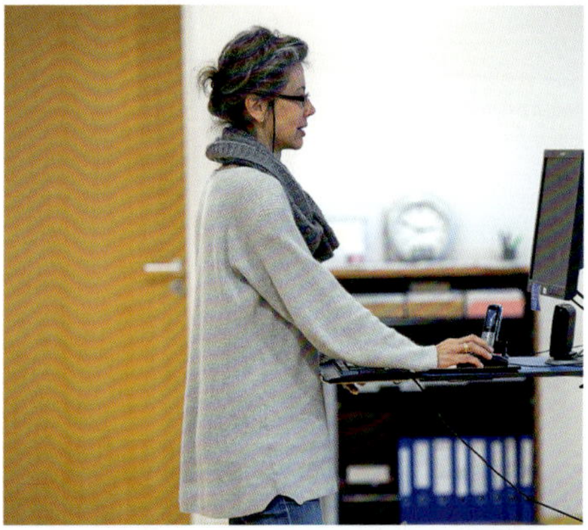

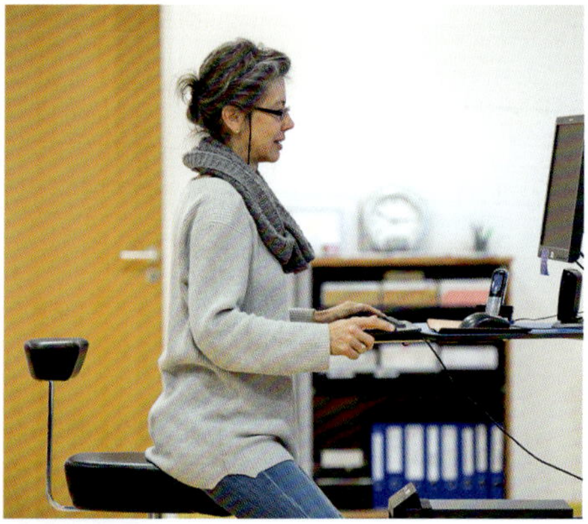

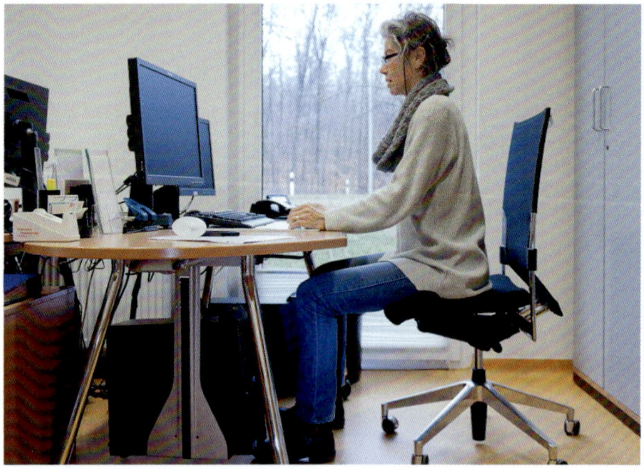

Bilder 5–7: Büroarbeit/Sitzen bei Arthrose

Die Knie sollten nicht mehr als 90° gebeugt werden. Versuchen Sie, die Beine so oft wie möglich auszustrecken und zu bewegen. Stehen Sie öfters auf und gehen Sie einige Schritte (zum Papierkorb, Drucker etc.). Stehen Sie zum Telefonieren auf. Zur Entlastung der Knie- und Hüftgelenke können Sie ein Keilkissen auf Ihren Stuhl legen oder Ihren Sitz höher stellen.
Vermeiden Sie bei Arthrose der Hüftgelenke ein Übereinanderschlagen der Beine und variieren Sie immer wieder Ihre Sitzposition und Körperhaltung.
Bei stehenden Tätigkeiten kann eine Stehhilfe unterstützen.

Autofahren/Radfahren

Nicht umsonst nimmt der Absatz von Autos mit erhöhter Sitzposition oder Fahrrädern mit einem tieferen Einstieg immer mehr zu. Einige Automodelle und Fahrräder werden sogar als „Autos zum Älterwerden" angepriesen.

Stellen Sie Ihren Autositz so ein, dass die Oberschenkel komplett auf der Sitzfläche aufliegen. Beim Kuppeln sollten die Beine nie ganz gestreckt sein. Planen Sie bei längeren Fahrten pro Stunde eine Pause von mindestens 5 Minuten ein, während der Sie aussteigen und einige Schritte gehen können.

Beim Fahrradkauf entscheiden Sie sich für ein Fahrrad mit niedrigem Einstieg. Ist die Arthrose schon sehr weit fortgeschritten, können Sie ein Fahrrad mit Elektro-Unterstützung wählen. Allerdings sollten Sie diese Unterstützung nur in Situationen nutzen, in denen Sie Schmerzen beim Treten haben (bergauf, anfahren). Ansonsten treten Sie am besten aus eigener Kraft, um die Beinmuskulatur zu kräftigen.

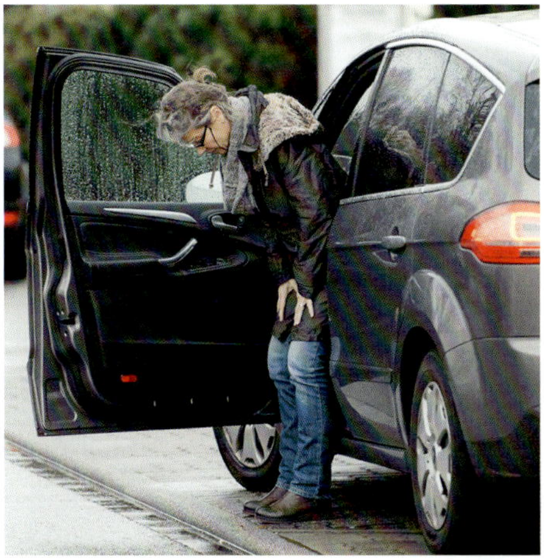

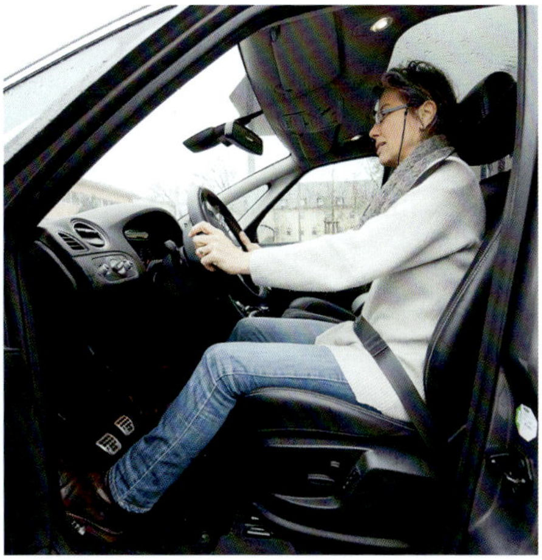

Bilder 8–9: Einsteigen und Sitzposition bei Arthrose

Heben/Tragen/Einkauf

Vermeiden Sie das Heben und Tragen von schweren Lasten. Lässt es sich nicht vermeiden, versuchen Sie, das Gewicht mit geradem Rücken und aus der Hocke anzuheben. Dies schont die Kniegelenke und die Wirbelsäule. Beim Einkaufen bieten rollbare Einkaufskörbe oder das Verteilen der Einkäufe auf zwei Taschen (rechts und links jeweils eine Tasche) Schutz vor einseitiger Belastung der Wirbelsäule und der Gelenke. Flaschen werden inzwischen auch in besser transportierbaren Sechser-Gebinden angeboten und ersetzen unhandliche Getränkekästen.

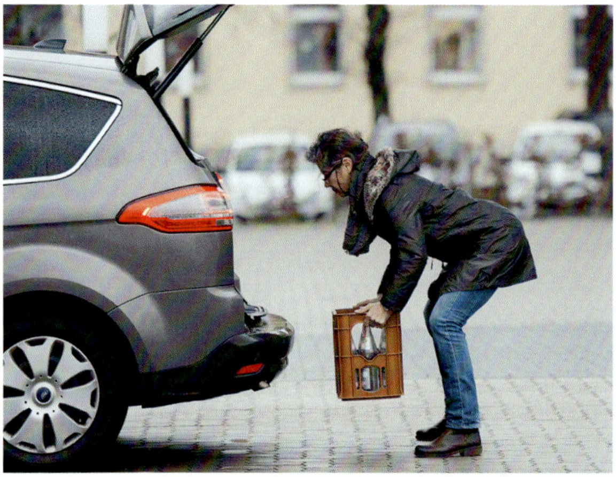

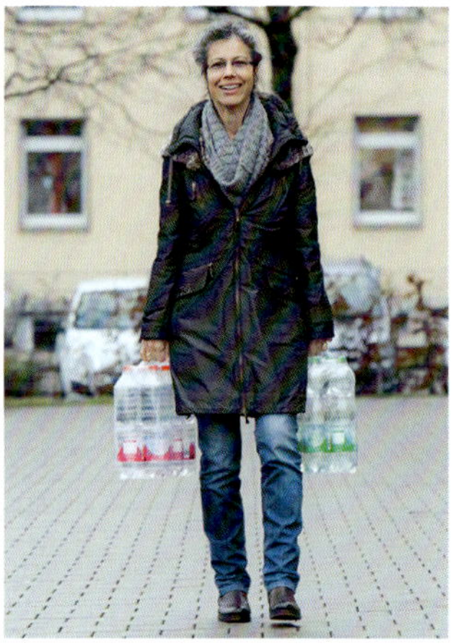

Bilder 10–11: Heben und Tragen bei Arthrose

Haushalt/Gartenarbeit

Benutzen Sie zum Putzen einen Wischmopp, den man im Eimer mithilfe eines Aufsatzes auswringen kann. Machen Sie beim Bücken (beispielsweise bei der Gartenarbeit) einen Ausfallschritt und vermeiden Sie es, sich mit gestreckten Beinen nach unten zu beugen.

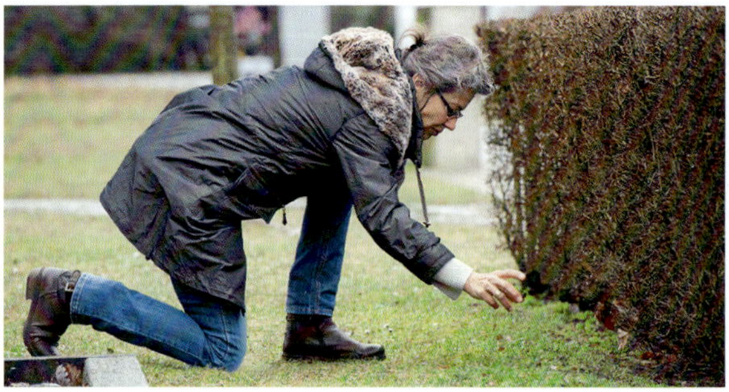

Bild 12: Haushalt/Gartenarbeit bei Arthrose

Aufstehen/Hinlegen/Schlafen

Vermeiden Sie es bei Hüftarthrose, auf der betroffenen Seite zu liegen und klemmen Sie ein Kissen zwischen die Knie.
Rutschen Sie zum Aufstehen von Couch oder Bett an die Kante und drehen Sie sich auf die Seite. Schwingen Sie erst Ihre Beine aus dem Bett und drücken Sie sich dann mit den Händen in den Sitz. Beim Hinlegen führen Sie diese Reihenfolge in umgekehrter Form durch.

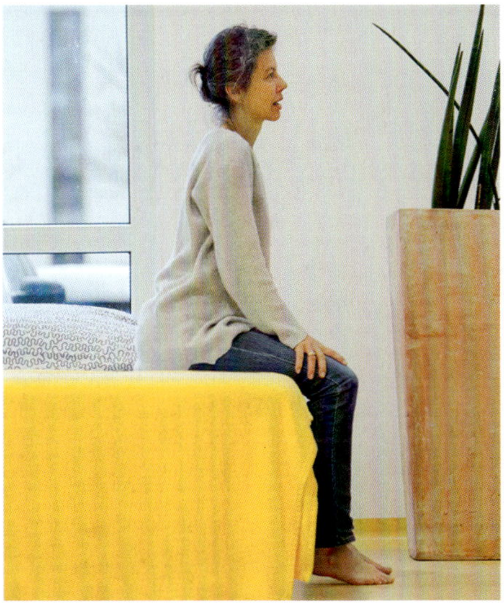

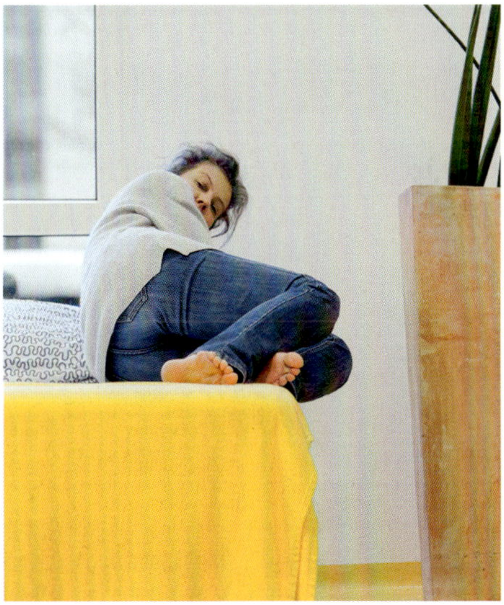

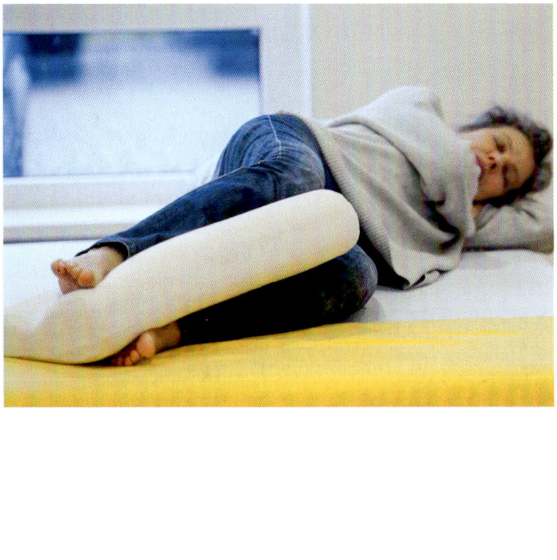

Bilder 13–15: Aufstehen/Hinlegen/Schlafen bei Arthrose

4 Praktische Übungen

Tabelle 3: Abstufung der Übungen mit der jeweiligen Zielgruppe

Abstufung der Übungen	Zielgruppe
Stufe 1 Übungen für den Alltag (Kap. 3.1) Übungen zur Schmerzlinderung (Kap. 3.2)	▸ Für alle möglich
Stufe 2 Systematisches Aufbautraining (Kap. 3.3)	▸ Für alle, die sich präventiv vor Arthrose schützen möchten ▸ Für Patienten mit bereits bestehender Arthrose
Stufe 3 Sport (Kap. 3.4)	▸ Für Sportler, die trotz Arthrose Sport treiben möchten

Tabelle 4: Regeln zum Gebrauch der Übungen

Regeln zum Gebrauch der Übungen	
1.	Üben Sie mindestens zweimal pro Woche (besser dreimal).
2.	Führen Sie zunächst die einfachste Variante der Übungen durch. Sie sollten sich etwas angestrengt fühlen. Wenn eine Übung gut machbar ist, kann sie mit Hilfe der Variationen und der verschiedenen Stufen gesteigert werden.
3.	Pausieren Sie nach jeder Trainingseinheit einen Tag (mind. 24 Stunden).
4.	Bleiben Sie auch an den trainingsfreien Tagen aktiv. Ein Spaziergang oder eine Radtour beispielsweise sorgen für eine aktive Erholung.
5.	Ihre Schmerzen sollten sich während der Übungsausführung nicht verstärken. Trauen Sie sich dennoch ab und an etwas mehr zu und steigern Sie die Belastung. Beobachten Sie die Reaktionen Ihres Gelenks.
6.	Zeigt Ihr Knie/Ihre Hüfte nach einem Training länger als einen Tag eine Schwellung bzw. haben Sie länger als einen Tag mehr Schmerzen als normalerweise, war die Belastung zu hoch und Sie sollten die Wiederholungszahl reduzieren oder eine leichtere Übung auswählen.

Um etwas für seine Gelenke zu tun, die Folgen einer bestehenden Arthrose zu minimieren und Symptome wie Schmerzen und Funktionseinschränkungen zu kompensieren, ist es notwendig, selbst aktiv zu werden. Mit Hilfe dieses Ratgebers und der hier gezeigten Übungen haben Sie die Möglichkeit, ein Training durchzuführen, welches speziell auf Ihr individuelles Gelenkproblem abgestimmt ist und verschiedene Leistungsvoraussetzungen berücksichtigt.
Die Übungen sind in 3 Stufen aufgebaut und können überall mit wenigen Hilfsmitteln wie einem Stuhl, einem Handtuch, einem Gummiband etc. durchgeführt werden.

4.1 Übungen für den Alltag

- Für alle möglich

Durch Bewegung lassen sich Begleiterkrankungen vermeiden und die allgemeine und gelenkbezogene Leistungsfähigkeit verbessern. Tagsüber bieten sich unzählige Möglichkeiten, kleine Übungen zur Kräftigung oder Koordination in den Alltag zu integrieren. Beispielsweise lassen sich beim Zähneputzen die Waden trainieren, beim Sitzen die Oberschenkel- und Gesäßmuskulatur anspannen oder beim Stehen die Koordination trainieren. Bei diesen alltagsnahen Übungen wird das Zusammenspiel der Muskulatur optimiert.
Die folgenden Übungen sind für alle geeignet und können zuhause mit wenigen Hilfsmitteln durchgeführt werden. Sie dienen der sanften Kräftigung und Schmerzlinderung direkt in Alltagssituationen wie beim Spülen oder Zähneputzen.

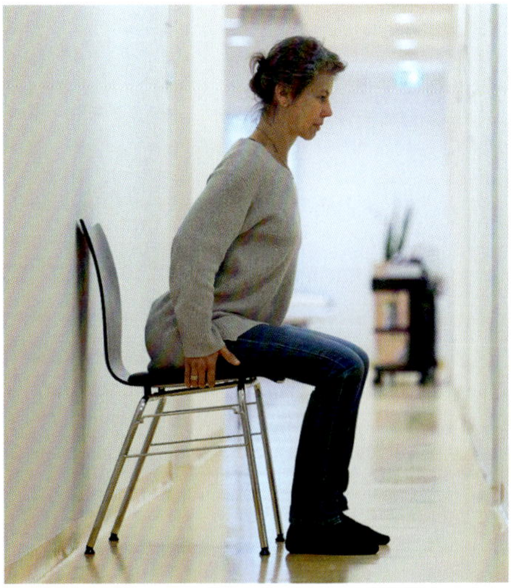

Isometrische Kniebeuge

Halten Sie sich an der Sitzfläche eines Stuhls fest. Versuchen Sie nun aufzustehen und einen kleinen Abstand zwischen Stuhl und Gesäß zu erzielen. Halten Sie die Spannung für 20 Sekunden. Wiederholen Sie dies 3- bis 5-mal.

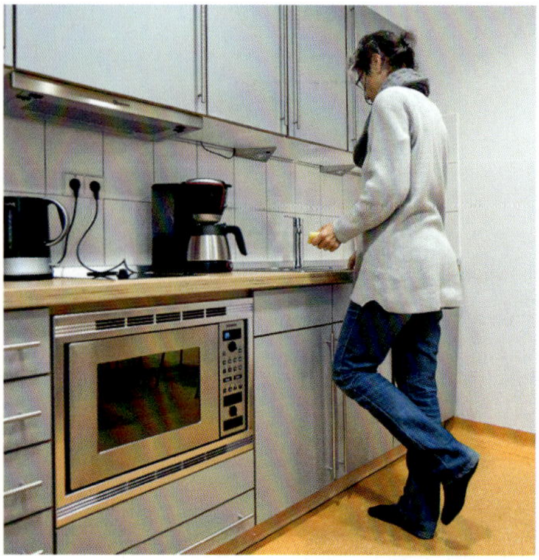

Einbeinstand

Stellen Sie sich beim Zähneputzen, bei der Hausarbeit oder beim Warten an der Schlange im Supermarkt auf ein Bein und versuchen Sie, das Gleichgewicht zu halten. Versuchen Sie dies so oft wie möglich in den Alltag einzubauen.

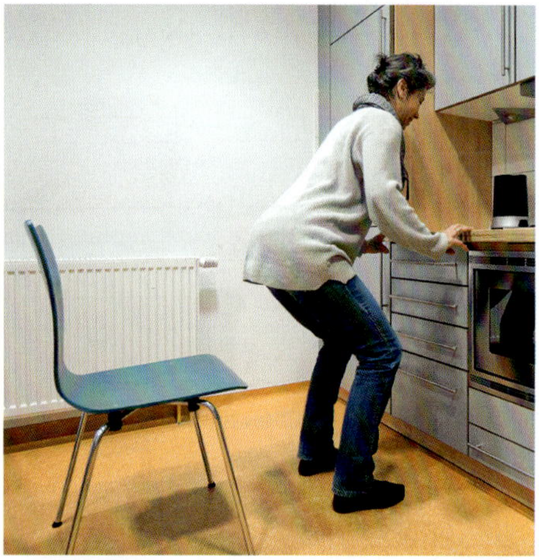

Kniebeuge

Halten Sie sich an der Arbeitsplatte der Küche fest. Gehen Sie so weit nach hinten, dass Sie einen dort stehenden Stuhl fast berühren. Wiederholen Sie dies 3- bis 5-mal.

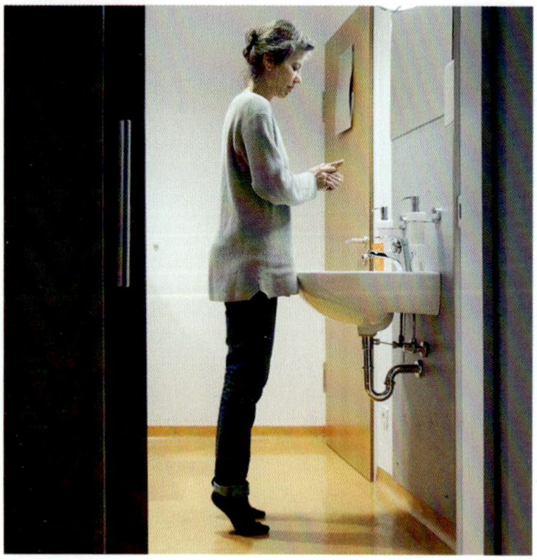

Wadentraining

Drücken Sie sich beim Zähneputzen, bei der Arbeit in der Küche oder beim Warten in einer Schlange so weit wie möglich nach oben auf die Zehenspitzen. Entweder versuchen Sie dies 20 Sek. zu halten oder gehen Sie 15- bis 20-mal auf und ab.

Bilder 16–19: Kräftigungsübungen im Alltag

4.2 Übungen zur Schmerzlinderung bei Knie- und Hüftarthrose

▸ Für alle möglich

Alle Muskeln in unserem Körper sind umfasst von einer bindegewebigen Hülle: den Faszien. Nach neueren Erkenntnissen verkleben und verdicken diese bei einseitiger Beanspruchung, Fehlhaltung oder Überlastung. Diese Verklebungen wirken sich negativ auf die umhüllten Muskeln aus und führen zu schmerzhaften Muskelverhärtungen. Wir fühlen uns steif und unbeweglich.

Durch ein Gleiten auf speziellen Schaumstoffrollen oder ein Abrollen mit speziellen Massagesticks (alternativ: Tennisball oder Besenstiel) lassen sich die Verklebungen lösen, die Faszien elastischer und widerstandsfähiger machen und Schmerzen lindern. Die passive Beweglichkeit Ihrer Muskulatur wird verbessert.

Um die aktive Beweglichkeit im Gelenk zu verbessern und die Muskeln zu dehnen, empfiehlt es sich, im Anschluss an das Faszientraining eine Dehnübung für dieselbe Muskelgruppe durchzuführen.

Bei Schulterbeschwerden: Führen Sie die Übungen wie beschrieben durch. Gleiten Sie über die Rolle, bis Sie einen schmerzhaften Punkt gefunden haben. Verharren Sie an diesem Punkt, setzen Sie sich auf Ihrem Gesäß ab und verlagern Sie sich leicht nach rechts und links, so dass Sie seitlich über den schmerzhaften Punkt gleiten. Ebenso können Sie die Variation mit dem Massagestick ausführen.

Die Übungen zur Schmerzlinderung können überall, jeden Tag und zu jeder Zeit (auch in Schmerzsituationen) durchgeführt werden. Unterstützend können Sie sich von Ihrem Orthopäden oder Hausarzt physikalische Therapie oder Physiotherapie verordnen lassen. Der Physiotherapeut hilft Ihnen, Schmerzen zu lindern, die Beweglichkeit zu verbessern und damit die Arthrose in einem „stummen" Stadium zu bewahren.

A 1 Faszientraining Oberschenkelrückseite

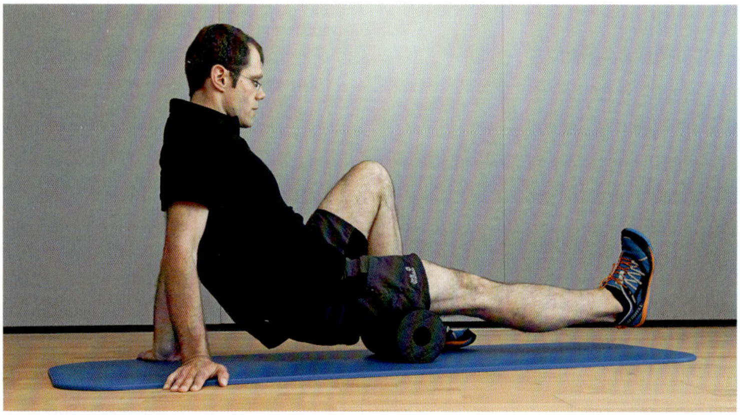

Bild 20: Ausgangsposition

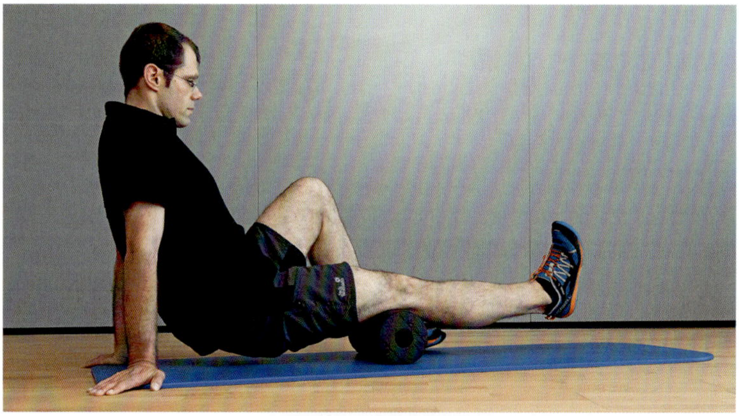

Bild 21: Endposition

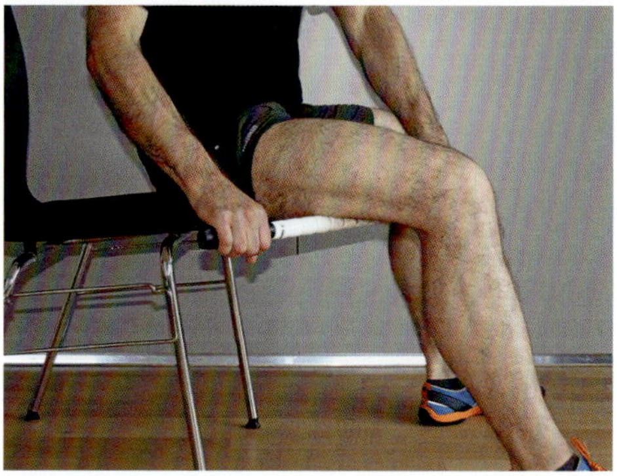

Bild 22: Variation

Geeignet für	alle
Kontraindikationen	Schulterbeschwerden (s. Hinweis auf S. 25)
Ziel der Übung	Lösen von Verklebungen der Oberschenkelrückseite

Übungsbeschreibung Setzen Sie sich auf den Boden. Die Arme sind aufgestützt, ebenso ein Fuß. Das andere Bein liegt unterhalb des Gesäßes auf der Schaumstoffrolle oder einem harten Ball (Tennisball) auf. Lassen Sie sich nun langsam vom Gesäß bis zur Kniebeuge auf- und abgleiten.

Wiederholungen Halten Sie an schmerzhaften Stellen an und verharren Sie hier für 30–60 Sek. Wechseln Sie danach die Seite.

Variation Rollen Sie mit einem Massagestick oder einem Besenstiel über die Beinaußenseite (im Sitzen).

Dehnübung Oberschenkelrückseite

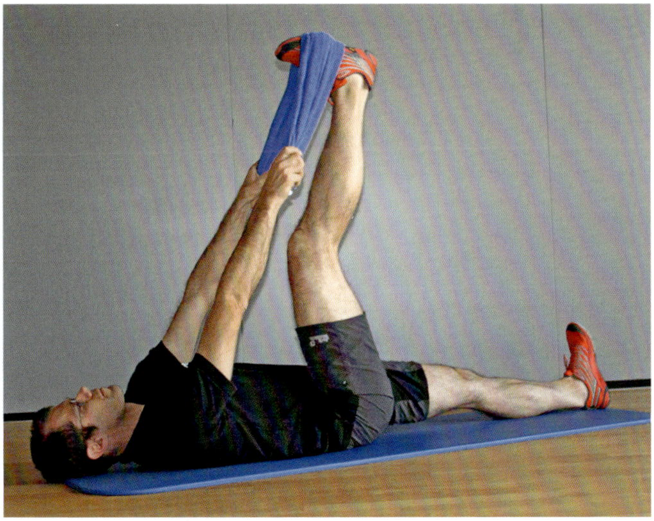

Bild 23: Endposition

Geeignet für alle

Kontraindikationen keine

Ziel der Übung Dehnung der Oberschenkelrückseite

Übungsbeschreibung Legen Sie sich in Rückenlage auf den Boden. Ein Bein liegt gestreckt auf dem Boden. Schlingen Sie ein Handtuch um die Fußsohle des anderen Beins und greifen Sie die Handtuchenden rechts und links. Strecken Sie nun das Knie des oberen Beins so weit wie möglich durch.

Wiederholungen Halten Sie die Dehnposition für 20 bis 30 Sekunden und wechseln Sie danach die Seite.

A 2 Faszientraining Wade

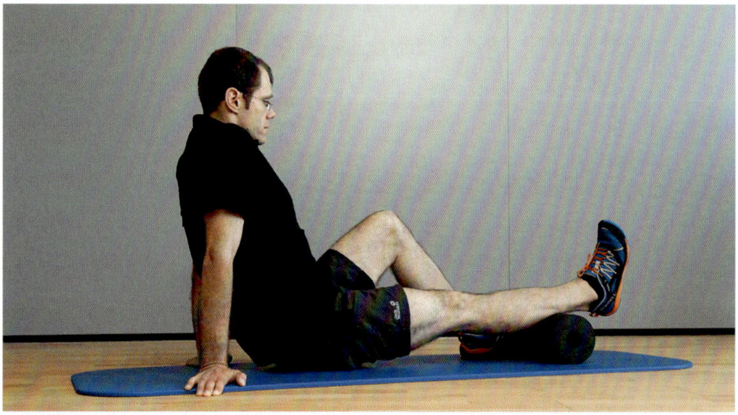

Bild 24: Ausgangs-position

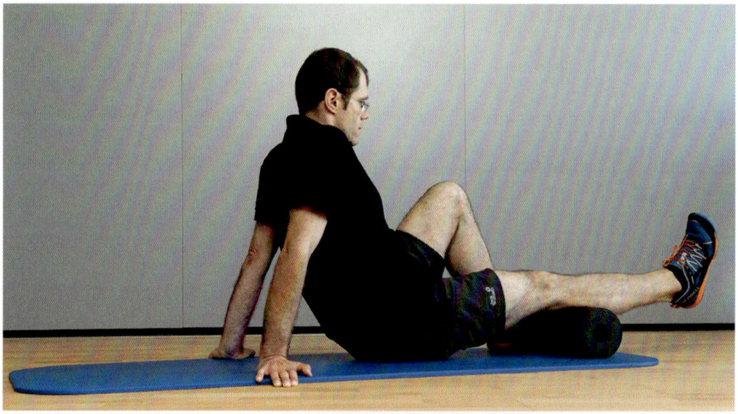

Bild 25: Endposition

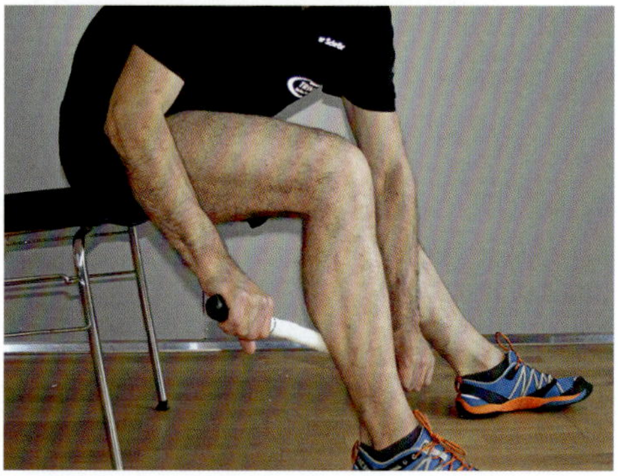

Bild 26: Variation

Geeignet für	alle
Kontraindikationen	Schulterbeschwerden (s. Hinweis auf S. 25)
Ziel der Übung	Lösen von Verklebungen der Wade

Übungsbeschreibung Setzen Sie sich auf den Boden. Die Arme sind aufgestützt, ebenso ein Fuß. Das andere Bein liegt oberhalb des Sprunggelenks auf der Schaumstoffrolle, einem harten Ball oder einem Handtuch auf. Lassen Sie sich nun langsam von der Wade bis zur Kniebeuge auf- und abgleiten.

Wiederholungen Halten Sie an schmerzhaften Stellen an und verharren Sie hier für 30–60 Sek. Wechseln Sie danach die Seite.

Variation Rollen Sie mit einem Massagestick oder einem Besenstiel über die Beinaußenseite (im Sitzen).

Dehnübung Wade

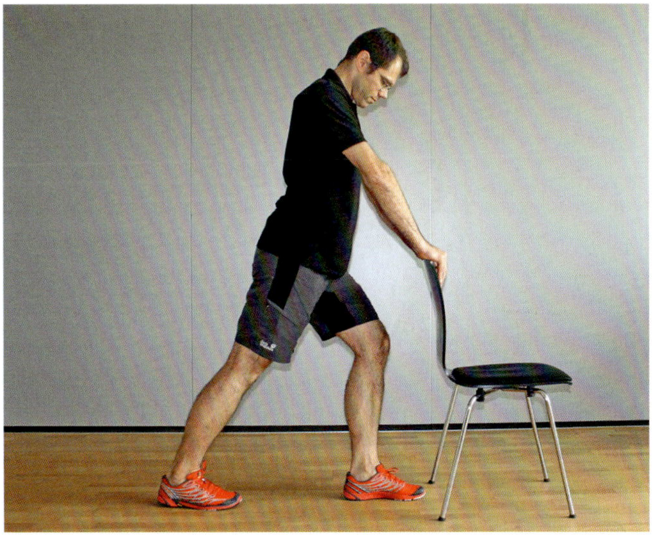

Bild 27: Endposition

Geeignet für alle

Kontraindikationen keine

Ziel der Übung Dehnung der Wade

Übungsbeschreibung Stellen Sie sich in einen leichten Ausfallschritt und halten Sie sich dabei eventuell fest. Beide Fersen berühren den Boden. Strecken Sie das hintere Bein, so dass Sie im Wadenbereich die Dehnung spüren können. Falls Sie keine Dehnung spüren, erweitern Sie den Ausfallschritt.

Wiederholungen Halten Sie die Dehnposition für 20 bis 30 Sekunden und wechseln Sie danach die Seite.

A 3 Faszientraining Beinaußenseite

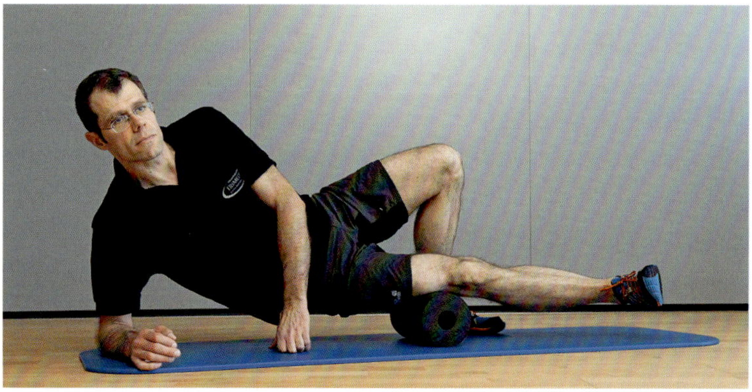

Bild 28: Ausgangsposition

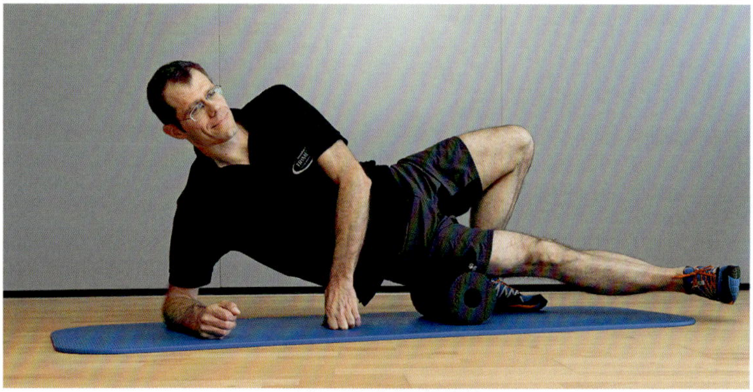

Bild 29: Endposition

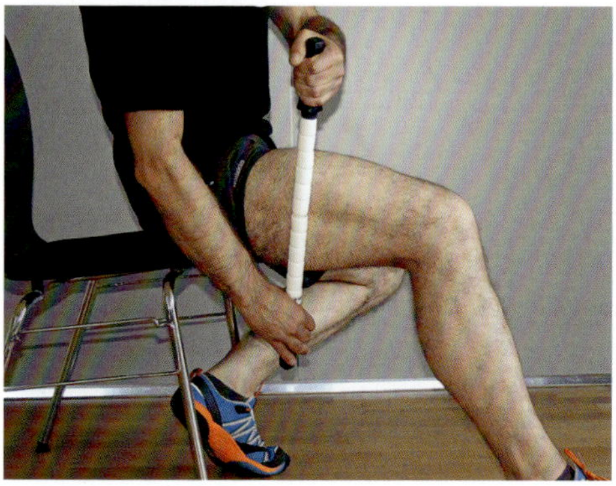

Bild 30: Variation

Geeignet für	alle
Kontraindikationen	Schulterbeschwerden (s. Hinweis auf S. 25)
Ziel der Übung	Lösen von Verklebungen der Beinaußenseite, Schmerzlinderung Kniegelenk

Übungsbeschreibung Stützen Sie sich seitlich auf dem Unterarm ab. Ein Bein ist angewinkelt. Das andere Bein liegt seitlich oberhalb des Knies auf der Schaumstoffrolle, einem harten Ball oder einem Handtuch. Lassen Sie sich nun langsam vom Knie bis zur Hüfte auf- und abgleiten.

Wiederholungen Halten Sie an schmerzhaften Stellen an und verharren Sie hier für 30–60 Sek. Wechseln Sie danach die Seite.

Variation Rollen Sie mit einem Massagestick oder einem Besenstiel über die Beinaußenseite (im Sitzen).

Dehnung der Beinaußenseite

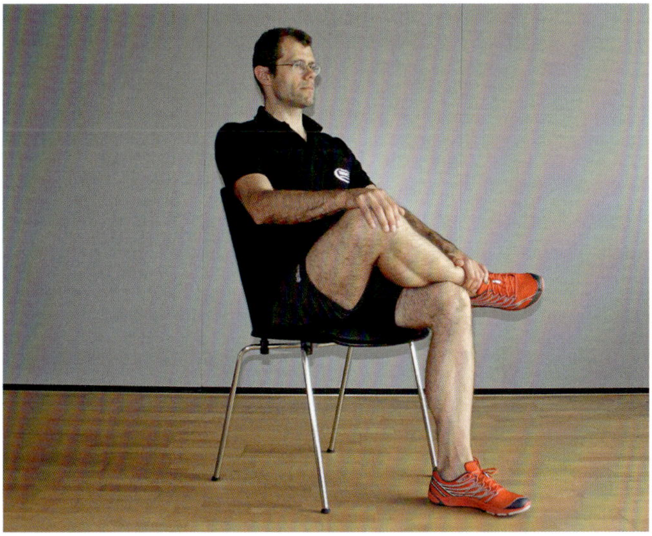

Bild 31: Endposition

Geeignet für Arthrosegrad I und II

Kontraindikationen Ab Grad III eventuell problematisch von der Beinposition

Ziel der Übung Dehnübung Beinaußenseite

Übungsbeschreibung Setzen Sie sich auf einen Stuhl. Legen Sie das Sprunggelenk des einen Fußes auf dem Oberschenkel des anderen Beines ab. Drücken Sie nun mit der Hand das Knie des aufliegenden Beines vorsichtig Richtung Boden.

Wiederholungen Halten Sie die Dehnposition für 20 bis 30 Sek. und wechseln Sie danach die Seite.

A 4 Faszientraining Gesäß

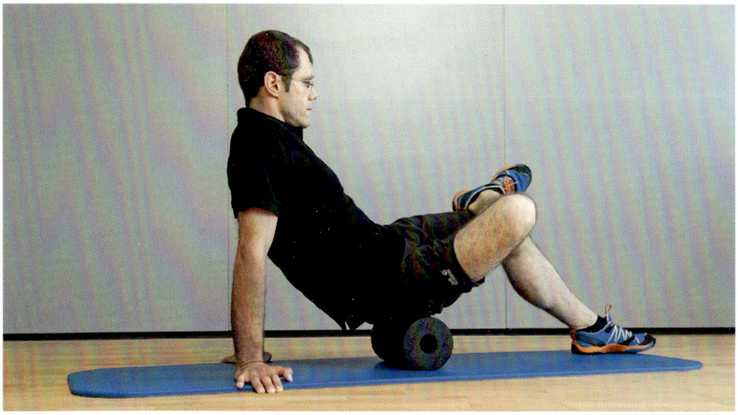

Bild 32: Ausgangsposition

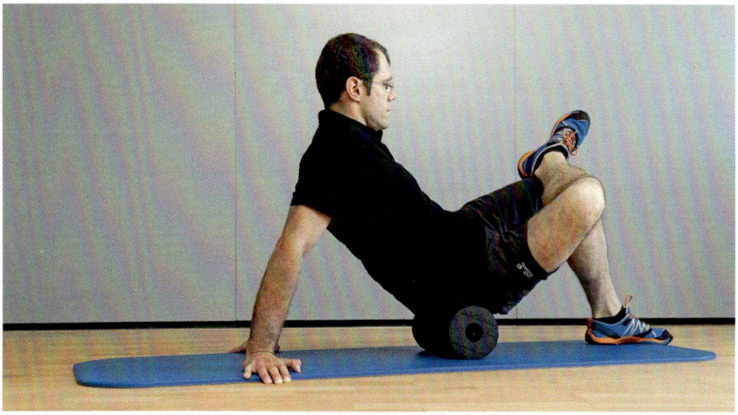

Bild 33: Endposition

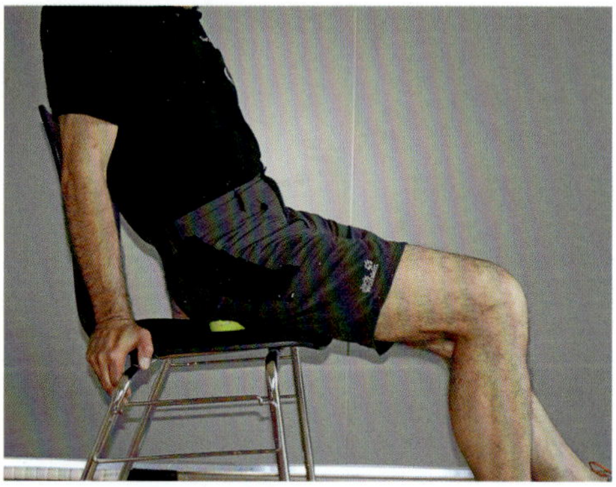

Bild 34: Variation

Geeignet für	Arthrosegrad I und II
Kontraindikationen	Schulterbeschwerden (s. Hinweis auf S. 25)
Ziel der Übung	Lösen von Verklebungen im Gesäß

Übungsbeschreibung Setzen Sie sich auf die Schaumstoffrolle, einen harten Ball oder ein Handtuch. Die Arme sind hinter dem Körper aufgestützt. Gleiten Sie nun mit dem Gesäß auf der Rolle auf- und ab.

Wiederholungen Halten Sie an schmerzhaften Stellen an und verharren Sie hier für 30–60 Sek. Wechseln Sie danach die Seite.

Variation (Geeignet bei Arthrosegrad III und IV) Positionieren Sie einen Tennisball unter Ihrem Gesäß und rollen Sie mit dem Gesäß darüber (im Sitzen).

Dehnübung Gesäß

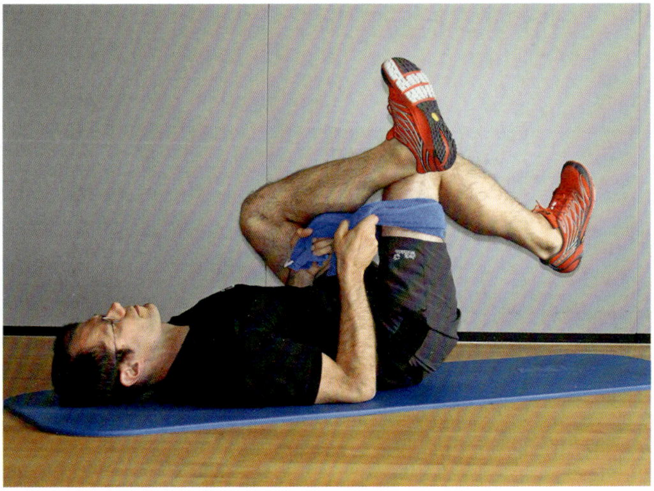

Bild 35: Endposition

Geeignet für Arthrosegrad I und II

Kontraindikationen Ab Grad III eventuell problematisch von der Beinposition

Ziel der Übung Dehnung der Gesäßmuskulatur

Übungsbeschreibung Legen Sie sich auf den Boden und winkeln Sie die Beine an. Schlingen Sie ein Handtuch um einen Oberschenkel und legen Sie das Sprunggelenk des anderen Beines oberhalb des Handtuchs auf dem Oberschenkel ab. Ziehen Sie nun mit Hilfe des Handtuchs Ihren Oberschenkel zu sich heran.

Wiederholungen Führen Sie die Übung 20-mal langsam durch und wechseln Sie danach die Seite.

A 5 Schmerzlinderung Knie – Streckung mit Ball

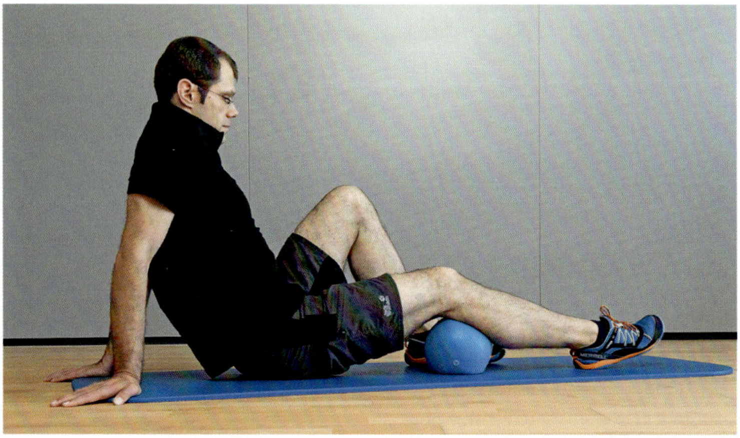

Bild 36: Ausgangsposition

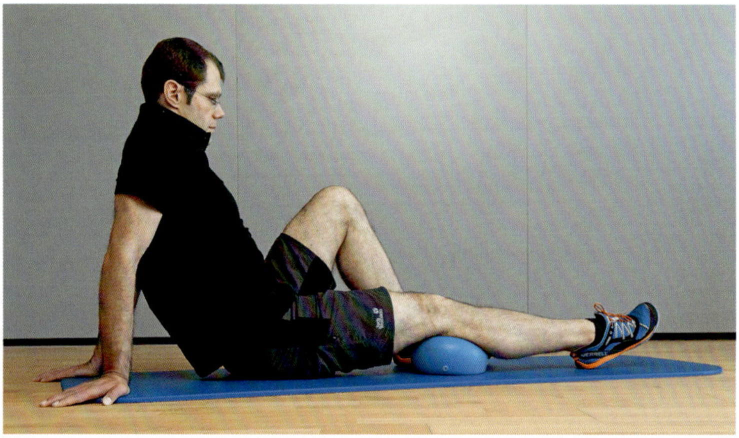

Bild 37: Endposition

Geeignet für	Personen mit Kniearthrose, bei Schmerzen oder Streckdefizit
Kontraindikationen	keine
Ziel der Übung	Schmerzlinderung Kniegelenk, Verbesserung der Streckbewegung
Übungsbeschreibung	Setzen Sie sich auf den Boden. Ein Bein ist angewinkelt, unter dem betroffenen Bein liegt ein weicher Ball oder ein Kissen. Strecken Sie nun das Knie gegen den Widerstand des Balles.
Wiederholungen	Führen Sie die Übung 20-mal auf der betroffenen Seite durch.

A 6 Schmerzlinderung Hüfte – Pendelübung

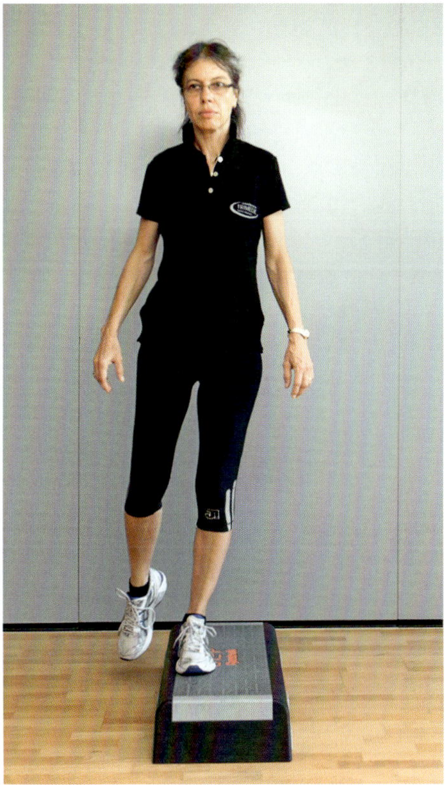

Bild 38: Ausgangsposition

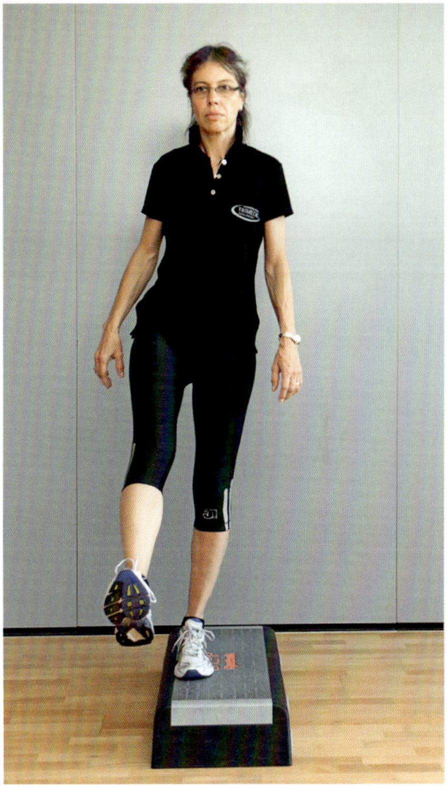

Bild 39: Endposition

Geeignet für Personen mit Hüftarthrose, bei Schmerzen

Kontraindikationen keine

Ziel der Übung Schmerzlinderung Hüftgelenk

Übungsbeschreibung Stellen Sie sich seitlich auf eine Stufe oder eine andere Erhöhung. Halten Sie sich gegebenenfalls am Geländer fest. Das Bein der betroffenen Seite hängt seitlich herab. Lassen Sie nun das Bein locker nach vorne und hinten schwingen.

Wiederholungen Wiederholen Sie die Übung 20-mal. Führen Sie dies insgesamt 3-mal durch.

Variation Befestigen Sie eine Gewichtsmanschette (1–2 kg) am Sprunggelenk des pendelnden Beines.

4.3 Systematisches Aufbautraining

Neben der Bewegung haben unsere Muskeln die Aufgabe, Gelenke zu stützen und zu stabilisieren. Je stärker die gelenkumgebende Muskulatur ausgebildet ist, desto geringer ist die Belastung für das Gelenk. Bei Alltagsbewegungen wird dies besonders deutlich: Aufstehen von einem Stuhl oder das treppauf oder treppab Steigen benötigen eine ausreichend ausgeprägte Muskulatur im Oberschenkelbereich. Andernfalls werden das Knie- und Hüftgelenk übermäßig stark belastet. Um solche Bewegungsaufgaben des täglichen Lebens bewältigen zu können, ist es notwendig, dass die gesamte Funktionskette, die an der Bewegung beteiligt ist, entsprechend trainiert ist und nicht nur einzelne, isolierte Muskeln.
Durch ein Koordinationstraining wird das neuromuskuläre Zusammenspiel der Muskeln, welches bei Arthrose oft gestört ist, verbessert. Die Tiefenmuskulatur wird aktiviert, die Muskulatur arbeitet kontrolliert und gelenkschonend und man lernt, sich sicherer zu bewegen und ist vor Umknicken und Ausrutschen geschützt. Gleichzeitig werden die Gelenke bei einem Koordinationstraining wenig belastet und die Muskulatur dennoch trainiert.
Um die Haltung zu verbessern ohne negative Auswirkungen auf benachbarte Gelenke und das Gangbild zu haben, sollten auch die benachbarten Gelenke berücksichtigt werden. Ein Rumpftraining und eine in der Folge verbesserte Stabilität der Körpermitte haben immer positive Auswirkungen auf den gesamten Körper und sollten nicht vernachlässigt werden.

4.3.1 Rumpfstabilität (Core-Training)

Der Rumpf stellt die Mitte des Körpers dar (Core) und überträgt und kompensiert die Kräfte von den unteren und oberen Extremitäten. Die Kraftentwicklung und Bewegung der Extremitäten geht immer von der Körpermitte aus. Die Rumpfmuskulatur schützt die Wirbelsäule bei äußeren Einwirkungen und hält den Oberkörper im Gleichgewicht. Eine stabile Körpermitte sorgt für eine aufrechte Haltung und wirkt sich positiv auf die Stabilität des gesamten Körpers in Ruhe und bei Bewegungen aus.
Beim Core-Training geht es nicht darum, kleinere Muskeln isoliert zu trainieren, sondern ganze Muskelketten zu aktivieren und zu kräftigen, ohne dabei die Wirbelsäule zu belasten.

Die empfohlenen Wiederholungen und Haltezeiten sind Richtwerte. Grundsätzlich sollte eine Übung bis zur Erschöpfung durchgeführt werden, d. h. bis Sie ein leichtes Brennen in der Muskulatur spüren. Sollte dies nicht mehr der Fall sein, weil sich Ihre Muskeln an die Belastung gewöhnt haben, steigern Sie die Übung mit den aufgeführten Variationen oder wechseln Sie von Stufe 1 zu Stufe 2.

Core-Training Stufe 1

- Für alle möglich

B 1 Unterarmstütz (kurzer Hebel)

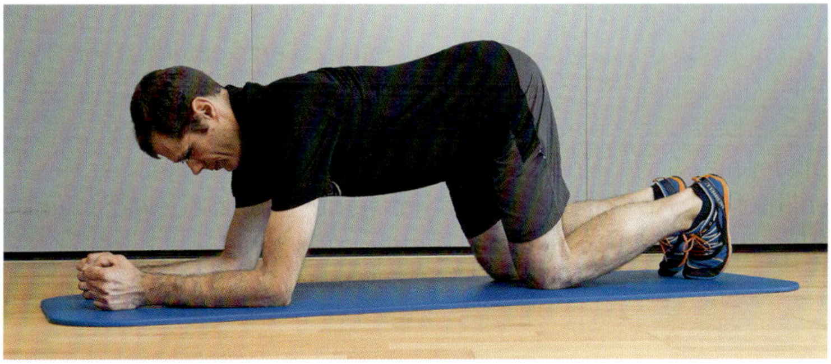

Bild 40: Ausgangsposition

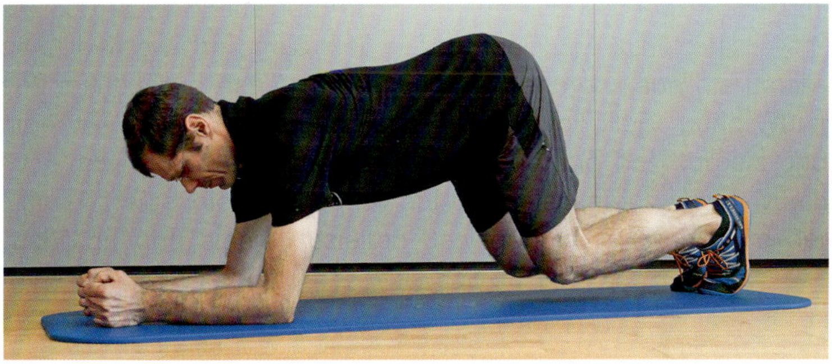

Bild 41: Endposition

Geeignet für	Einsteiger
Kontraindikationen	keine
Trainierte Muskeln	Schultergürtel, Bauchmuskulatur, Rumpfstabilität
Übungsbeschreibung	Gehen Sie in den Vierfüßlerstand. Stützen Sie Ihre Unterarme auf. Heben Sie nun beide Knie wenige Zentimeter vom Boden ab und halten Sie die Spannung. Halten Sie dabei den Atem nicht an.
Wiederholungen	Beginnen Sie mit einer Haltedauer von 10 Sek. und führen Sie die Übung 3-mal durch. Steigern Sie bis zu 5-mal 20 Sek. Schaffen Sie dies ohne Probleme, können Sie eine der Variationen ausführen.
Variationen	▸ Legen Sie Ihre Unterarme auf einen Pezziball. ▸ Heben Sie einen Fuß um wenige Zentimeter an.

B 2 Seitstütz (kurzer Hebel)

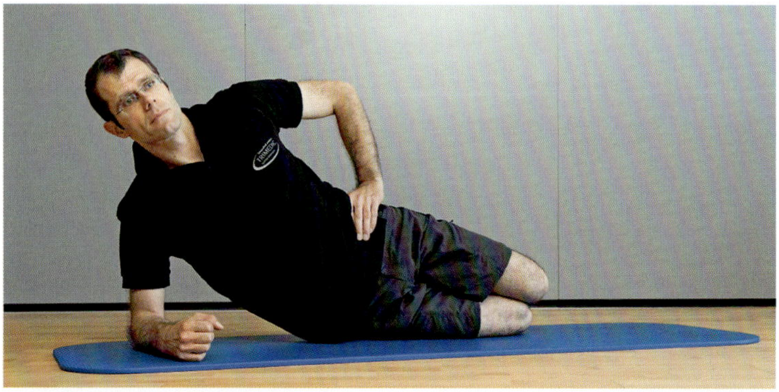

Bild 42: Ausgangsposition

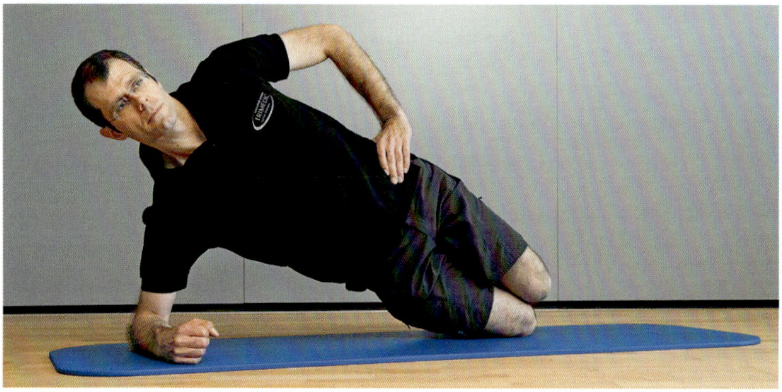

Bild 43: Endposition

Geeignet für Einsteiger

Kontraindikationen Schulterprobleme

Trainierte Muskeln Seitliche Bauchmuskulatur, Rumpfstabilität

Übungsbeschreibung Legen Sie sich auf die Seite. Stützen Sie Ihren Unterarm auf dem Boden auf. Winkeln Sie die Knie im 90°-Winkel an. Heben Sie nun Ihr Becken an, so dass sich Oberschenkel und Oberkörper in einer Linie befinden. Halten Sie die Spannung und atmen Sie normal weiter.

Wiederholungen Beginnen Sie mit einer Haltedauer von 10 Sek. und führen Sie die Übung 3-mal auf jeder Seite durch. Steigern Sie bis zu 5-mal 20 Sek. Schaffen Sie dies ohne Probleme, können Sie eine der Variationen ausführen.

Variationen

- Strecken Sie den freien Arm nach oben zur Decke.
- Heben Sie das obere Bein an und strecken Sie das Bein.
- Kombinieren Sie Variation 1 und 2.

B 3 Rückendiagonale

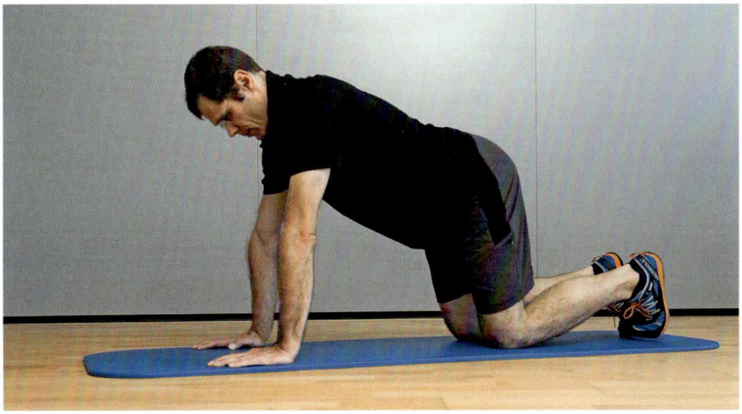

Bild 44: Ausgangsposition

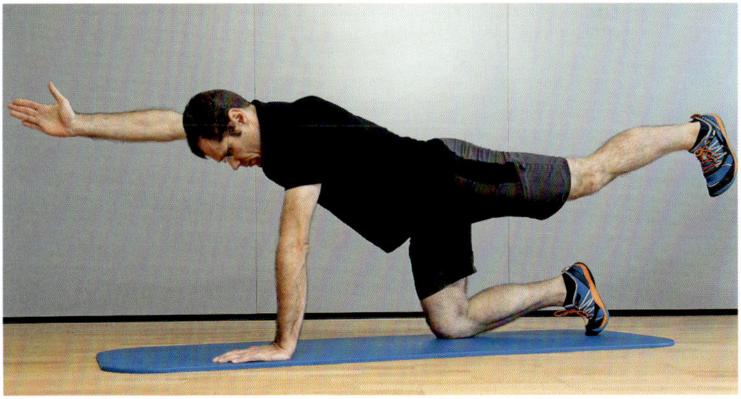

Bild 45: Endposition

Geeignet für Einsteiger

Kontraindikationen Falls das Knien bei dieser Übung für Sie schmerzhaft sein sollte, legen Sie ein Kissen oder zusammengefaltetes Handtuch so unter das Knie, dass die Kniescheibe frei in der Luft hängt (s. B 8).

Trainierte Muskeln Rückenmuskulatur, Rumpfstabilität

Übungsbeschreibung Gehen Sie in den Vierfüßlerstand. Heben Sie nun einen Arm und das gegenüberliegende Bein bis zur Waagerechten an. Halten Sie die Spannung und atmen Sie normal weiter.

Wiederholungen Beginnen Sie mit einer Haltedauer von 10 Sek. und führen Sie die Übung 3-mal auf jeder Seite durch. Steigern Sie bis zu 5-mal 20 Sek.

B 4 Becken heben in Rückenlage

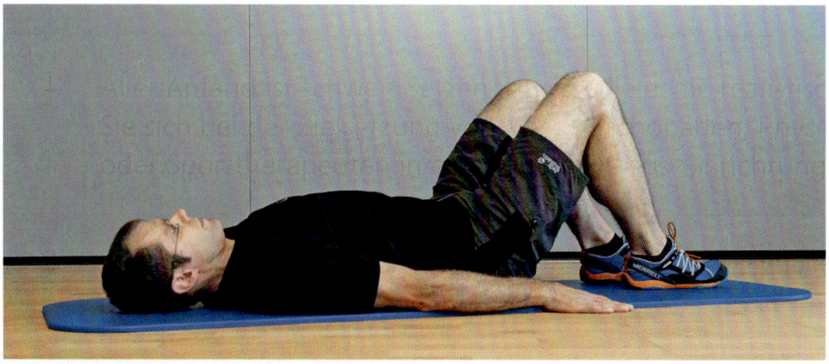

Bild 46: Ausgangsposition

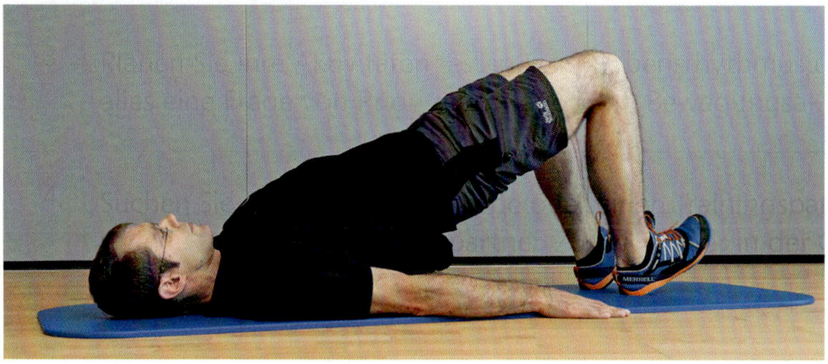

Bild 47: Endposition

Geeignet für
Einsteiger

Kontraindikationen
keine

Trainierte Muskeln
Rückenmuskulatur, Gesäß

Übungsbeschreibung
Legen Sie sich auf den Rücken und stellen Ihre Füße auf. Die Arme liegen locker neben dem Körper. Heben Sie nun Ihr Becken vom Boden an, bis Oberkörper und Oberschenkel eine Linie bilden.
Spannen Sie die Gesäßmuskulatur an und heben Sie die Fußspitzen vom Boden an, dass nur die Fersen Kontakt mit dem Boden haben. Falls Sie leicht zu Krämpfen neigen, lassen Sie die Fußspitzen am Boden.

Wiederholungen
Beginnen Sie mit einer Haltedauer von 10 Sek. und führen Sie die Übung 3-mal durch. Steigern Sie bis zu 5-mal 20 Sek. Schaffen Sie dies ohne Probleme, können Sie die Variation ausführen.

Variation
Legen Sie Ihre Unterschenkel auf einen Pezziball und heben Sie das Gesäß wie beschrieben an.

Core-Training Stufe 2

- Für Sportler und als Steigerung der Stufe 1

B 5 Unterarmstütz (langer Hebel)

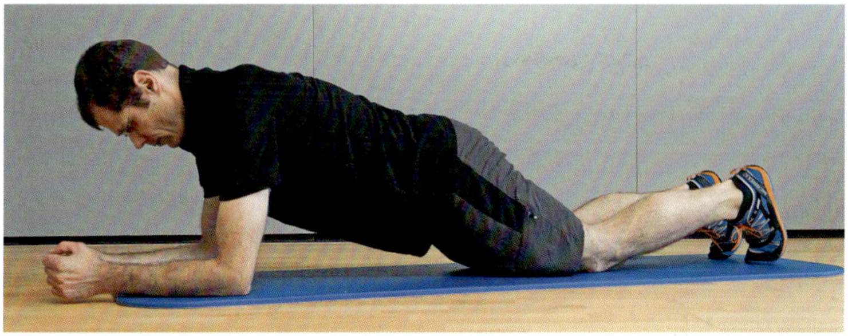

Bild 48: Ausgangsposition

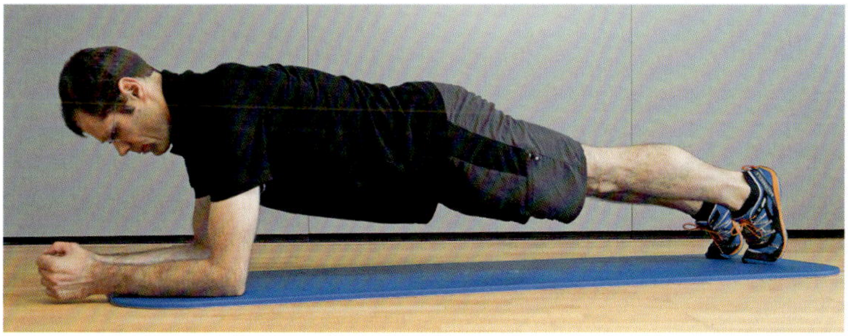

Bild 49: Endposition

Geeignet für	Fortgeschrittene
Kontraindikationen	keine
Trainierte Muskeln	Schultergürtel, Bauchmuskulatur, Rumpfstabilität
Übungsbeschreibung	Stützen Sie sich auf Unterarme, Knie und Fußspitzen. Heben Sie nun beide Knie an, so dass der gesamte Körper eine Linie bildet. Halten Sie die Spannung und atmen Sie normal weiter.
Wiederholungen	Beginnen Sie mit einer Haltedauer von 10 Sek. und führen Sie die Übung 3-mal durch. Steigern Sie bis zu 5-mal 20 Sek. Schaffen Sie dies ohne Probleme, können Sie eine der Variationen ausführen.
Variationen	- Heben Sie einen Fuß um wenige Zentimeter an. - Heben Sie einen Arm wenige Zentimeter vom Boden an. - Laufen Sie mit den Füßen in winzigen Schritten nach hinten und wieder nach vorne. - Kombinieren Sie Variation 1 und 2.

B 6 Seitstütz (langer Hebel)

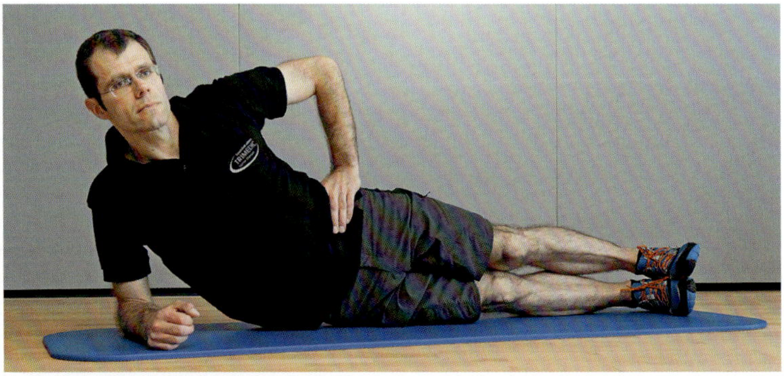

Bild 50: Ausgangsposition

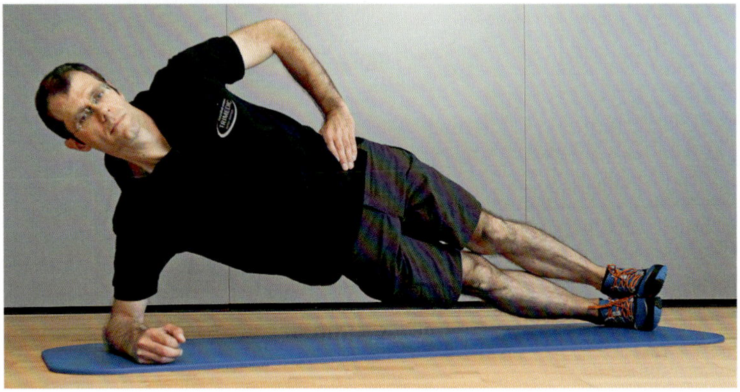

Bild 51: Endposition

Geeignet für	Fortgeschrittene
Kontraindikationen	Schulterprobleme
Trainierte Muskeln	Seitliche Bauchmuskulatur, Rumpfstabilität
Übungsbeschreibung	Legen Sie sich auf die Seite. Stützen Sie sich auf einen Unterarm und die Fußaußenseite. Heben Sie nun das Becken seitlich an, so dass der gesamte Körper eine Linie bildet. Halten Sie die Spannung und atmen Sie normal weiter. Wechseln Sie die Seite.
Wiederholungen	Beginnen Sie mit einer Haltedauer von 10 Sek. und führen Sie die Übung 3-mal auf jeder Seite durch. Steigern Sie bis zu 5-mal 20 Sek. Schaffen Sie dies ohne Probleme, können Sie eine der Variationen ausführen.
Variationen	▸ Strecken Sie den oberen Arm nach oben. ▸ Heben Sie das obere Bein nach oben. ▸ Kombinieren Sie Variation 1 und 2.

B 7 Becken heben in Rückenlage (einbeinig)

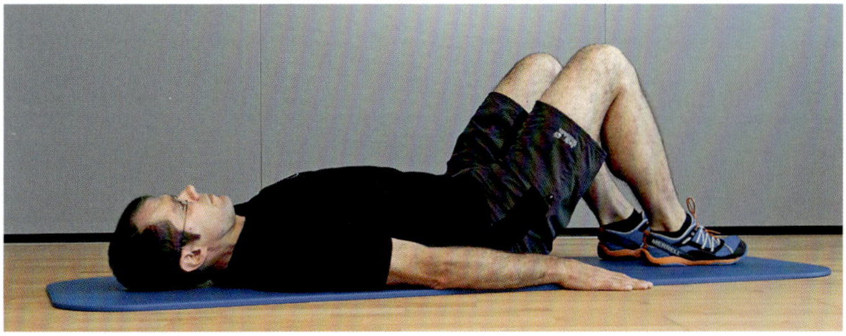

Bild 52: Ausgangsposition

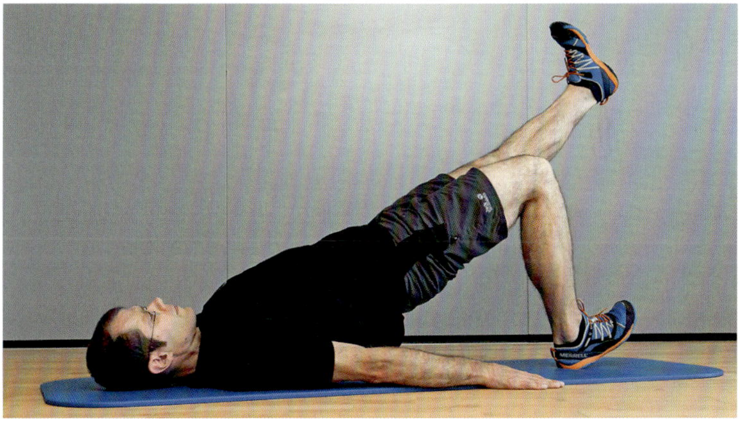

Bild 53: Endposition

Geeignet für Fortgeschrittene

Kontraindikationen keine

Trainierte Muskeln Rückenmuskulatur, Rumpfstabilität

Übungsbeschreibung Legen Sie sich auf den Rücken und stellen Ihre Füße auf. Die Arme liegen locker neben dem Körper. Heben Sie nun Ihr Becken vom Boden an, bis Oberkörper und Oberschenkel eine Linie bilden. Spannen Sie die Gesäßmuskulatur an und heben Sie die Fußspitzen vom Boden ab, dass nur die Fersen Kontakt mit dem Boden haben. Strecken Sie nun ein Bein aus, bis es sich in einer Linie mit den Oberschenkeln befindet. Wechseln Sie danach die Seite.

Wiederholungen Beginnen Sie mit einer Haltedauer von 10 Sek. und führen Sie die Übung 3-mal auf jeder Seite durch. Steigern Sie bis zu 5-mal 20 Sek. Schaffen Sie dies ohne Probleme, können Sie die Variation ausführen.

Variation Legen Sie Ihre Unterschenkel auf einen Pezziball und heben Sie Gesäß und Bein wie beschrieben an.

B 8 Rückendiagonale (einbeinig)

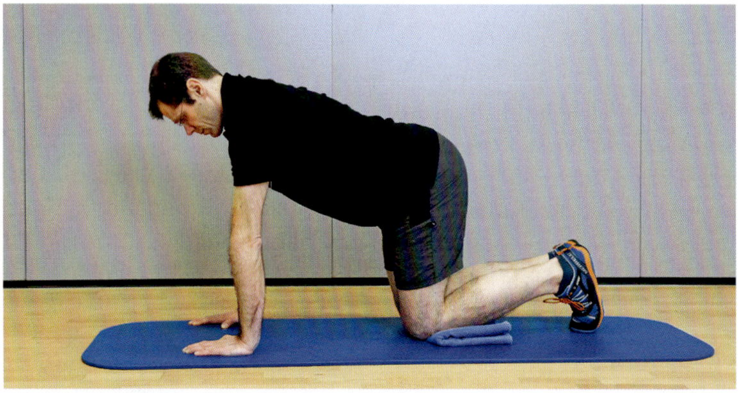

Bild 54: Ausgangsposition

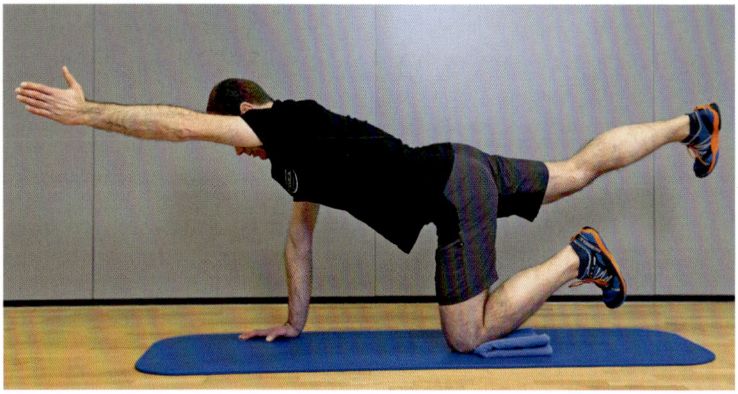

Bild 55: Endposition

Geeignet für	Fortgeschrittene
Kontraindikationen	Falls das Knien bei dieser Übung für Sie schmerzhaft sein sollte, legen Sie ein Kissen oder zusammengefaltetes Handtuch so unter das Knie, dass die Kniescheibe frei in der Luft hängt.
Trainierte Muskeln	Rückenmuskulatur, Rumpfstabilität
Übungsbeschreibung	Gehen Sie in den Vierfüßlerstand. Heben Sie nun einen Arm und das gegenüberliegende Bein bis zur Waagerechten an. Heben Sie zusätzlich den Fuß des aufgestellten Beines vom Boden an. Halten Sie die Spannung und atmen Sie normal weiter. Wechseln Sie danach die Seite.
Wiederholungen	Beginnen Sie mit einer Haltedauer von 10 Sek. und führen Sie die Übung 3-mal auf jeder Seite durch. Steigern Sie bis zu 5-mal 20 Sek.

4.3.2 Fußstellung, Beinachse

Bei Arthrose des Knie- oder Hüftgelenks ist meist auch eine muskulär bedingte Veränderung der Statik der Achse von Hüfte, Knie und Fuß (Beinachse) festzustellen. Bei einer optimalen Beinachse bilden die Mitte der Leistenbeuge, die Mitte der Kniescheibe und die Mitte des Sprunggelenks eine Linie. Abweichungen von dieser Achse entstehen durch Fehlstellungen der Knie (X-Beine oder O-Beine) oder durch muskuläre Schwäche bei Ermüdung sowie unzureichender Kraft durch fehlende Beanspruchung.

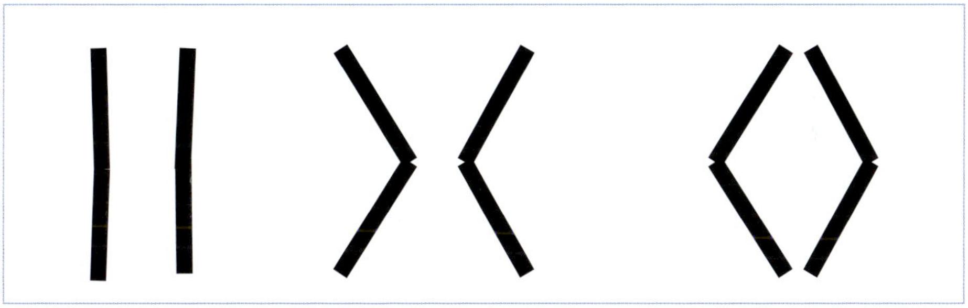

Abbildung 4: Beinachsen – Normalstellung und Fehlstellungen (X-Beine und O-Beine)

Die Folge sind funktionelle Veränderungen wie zum Beispiel ein verändertes Gleitverhalten des Kniegelenks bei Bewegung und damit eine vermehrte Belastung der passiven Strukturen wie Bänder, Menisken, Kapsel und Knorpel.
Häufig kommt es bei Patienten mit Arthrose der unteren Extremität zu einer verstärkten X-Bein-Stellung (Wirth & Mutschler, 2007). Die optimale Beinachse kann aktiv nicht mehr stabilisiert werden und das Knie knickt nach innen. Dadurch kommt es zu einer verstärkten Belastung der medialen Strukturen und zu einem erhöhten Knorpelabrieb im Kniegelenk.

In der ersten Phase der Behandlung von Knie- und Hüftarthrose ist es wichtig, die Beinachse zu korrigieren und diese auch aktiv bei Alltagsbewegungen halten zu können. Meist beginnt die Achsabweichung schon beim Fuß. Der Fuß befindet sich in einer Knick-, Spreiz- oder Plattstellung und diese statische Veränderung setzt sich über Knie und Hüfte fort. Folglich muss zuerst die Stellung des Fußes korrigiert werden und das Quer- und Längsgewölbe des Fußes so trainiert und stabilisiert werden, dass eine optimale Fußstellung auch in der Dynamik gehalten werden kann. Zusätzlich kann die Knieachse durch das Hüftgelenk stabilisiert werden. Durch eine Kräftigung der hüftumgebenden Muskulatur kommt es zu einer aktiven Verbesserung der Knieachse.

Achsentraining Stufe 1

▸ Für alle möglich

B 9 Aktivierung Längsgewölbe des Fußes

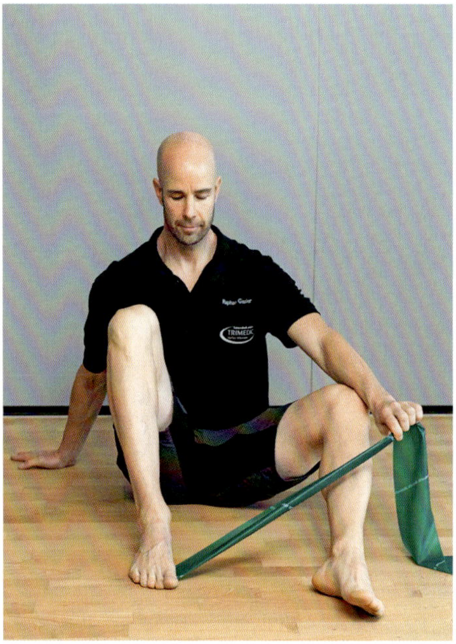

Bild 56: Ausgangsposition

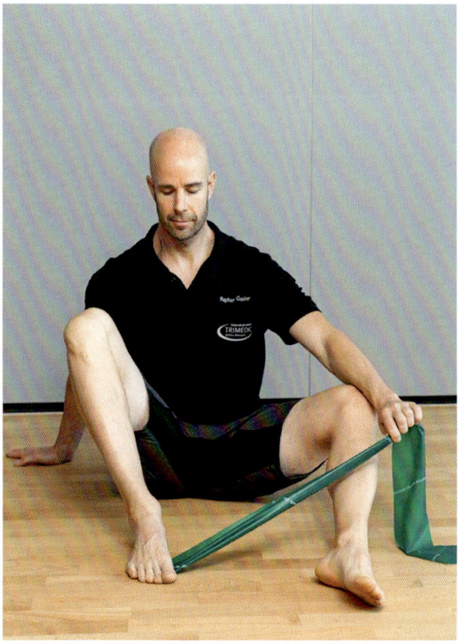

Bild 57: Endposition

Geeignet für	alle
Kontraindikationen	keine
Trainierte Muskeln	Fußmuskulatur, die den Fuß in Längsrichtung aufrichtet und stabilisiert
Übungsbeschreibung	Setzen Sie sich auf den Boden (barfuß) und winkeln Sie die Beine an. Legen Sie ein Gummiband unter den großen Fußzeh und spannen Sie dieses mit der Hand. Lassen Sie nun Ferse, Unterschenkel und Knie langsam nach außen kippen. Halten Sie dabei das Gummiband so lange wie möglich mit dem großen Zeh fest.
Wiederholungen	Führen Sie diese Übung 10-mal langsam und konzentriert durch und wechseln Sie danach die Seite.

B 10 Aktivierung Quergewölbe des Fußes

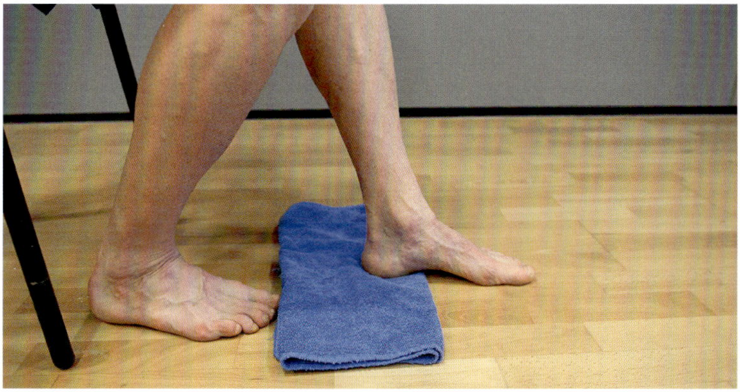

Bild 58: Ausgangs-position

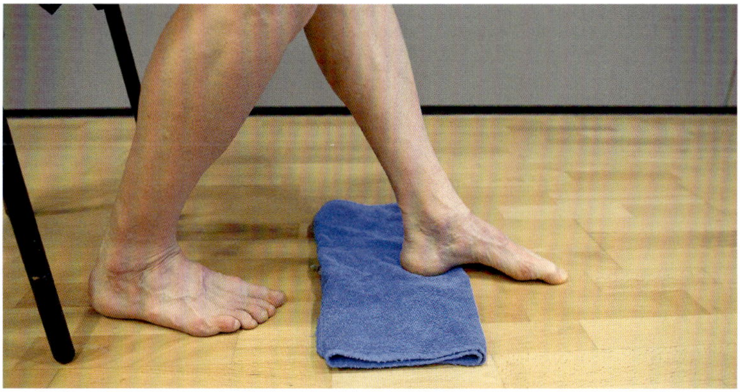

Bild 59: Endposition

Geeignet für	alle
Kontraindikationen	keine
Trainierte Muskeln	Fußmuskulatur, die den Fuß in Querrichtung aufrichtet und stabilisiert
Übungsbeschreibung	Setzen Sie sich auf einen Stuhl (barfuß). Legen Sie ein Tuch/Putzlappen oder ähnliches unter die Ferse. Drücken Sie die Zehen in den Boden und ziehen Sie damit den kompletten Fuß ein Stück nach vorne. Die Fußzehen sollten dabei nicht krallen. Die Bewegung erfolgt aus den Zehengrundgelenken. Setzen Sie die Zehen so weit wie möglich nach vorne und wiederholen Sie die Bewegung.
Wiederholungen	Führen Sie etwa 10 Wiederholungen durch und setzen Sie dann wieder den Fuß nach hinten. Wiederholen Sie diese Übung 5-mal auf jeder Seite.

B 11 Kontrolle des Fußgewölbes im Stand (kurzer Fuß nach Janda)

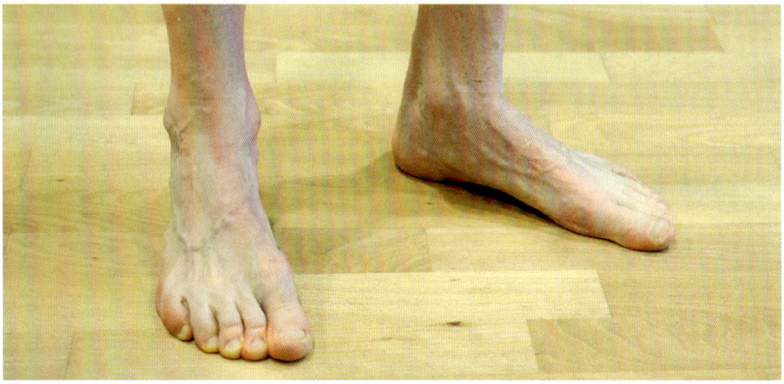

Bild 60: Ausgangsposition

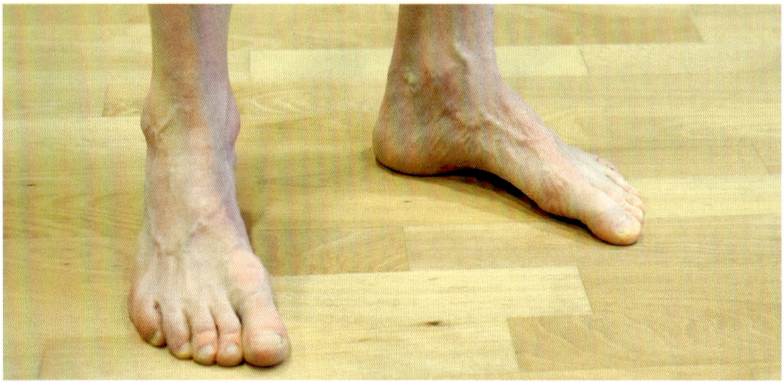

Bild 61: Endposition

Geeignet für alle

Kontraindikationen keine

Trainierte Muskeln Stabilisation der Fußmuskulatur

Übungsbeschreibung Stehen Sie in beidbeinigem Stand (barfuß oder mit Socken), die Beine etwa hüftbreit geöffnet.
Richten Sie nun das Fußgewölbe beider Füße aktiv auf und spüren Sie, dass die Füße an der Außenkante und am großen Fußzeh Kontakt mit dem Boden haben.

Wiederholungen Führen Sie diese Übung 15-mal langsam und konzentriert durch.

Variationen
- Versuchen Sie die gleiche Übung im Einbeinstand.
- Versuchen Sie, diese Übung in Ihren Alltag zu integrieren. Richten Sie Ihr Fußgewölbe wie beschrieben auf (beim Zähne putzen, in der Schlange an der Kasse, beim Kochen etc.).

Achsentraining Stufe 2

- Nicht geeignet bei akuter Entzündung im Gelenk sowie Ruhe- und Nachtschmerz

Im nächsten Schritt geht es darum, die Knieachse zu korrigieren und das aktive Halten dieser zu automatisieren. Eine Automatisierung erfolgt durch tägliches Üben in verschiedenen Situationen und auf verschiedenen Untergründen. Gut geeignet sind labile Unterlagen wie Kissen, Kreisel, Teppich, Handtuch, Sand oder ähnliches. Die Gelenksensoren (Propriozeptoren) in Fuß und Knie müssen sich diesen Bodenbeschaffenheiten anpassen und die Muskulatur muss entsprechend reagieren. Übt man zu Beginn vor einem Spiegel, kann man durch visuelle Kontrolle die Beinachse korrigieren. Mit der Zeit und mit regelmäßigem Üben bekommt man ein immer besseres Gefühl für die optimale Stellung des Fußes und des Kniegelenks. Durch das wiederholte Training der Tiefensensoren werden die Koordination der Bewegungsabläufe im Gehirn und die muskuläre Ansteuerung verbessert. Neben der Verbesserung der Koordination wirken die folgenden Übungen auch kräftigend, so dass eine aktive Verbesserung der Knieachse erreicht wird.

B 12 Einbeinstand

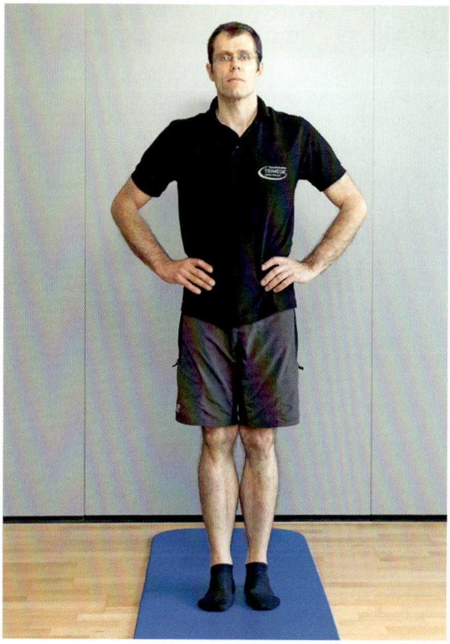

Bild 62: Ausgangsposition

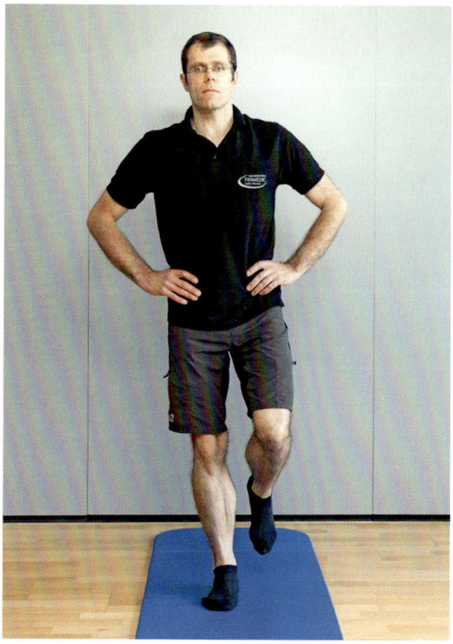

Bild 63: Endposition

Geeignet für	alle
Kontraindikationen	keine
Trainierte Muskeln	Knieachse, Koordinationsschulung
Übungsbeschreibung	Stehen Sie mit leicht gebeugten Knien (am besten vor einem Spiegel). Heben Sie nun ein Bein an und kontrollieren Sie die Beinachse des Standbeins mit Hilfe des Spiegels: Die Kniescheibe sollte in Richtung der mittleren Zehen zeigen und Ferse, Knie und Mitte der Leistenbeuge sollten sich in einer Linie befinden.
Wiederholungen	Führen Sie diese Übung 10-mal mit Konzentration auf die Knieachse durch und versuchen Sie, mindestens 10 Sek. zu stehen. Wechseln Sie danach die Seite.
Variation	▸ Stellen Sie sich auf eine weiche Unterlage (Matte, Kissen etc.). ▸ Bewegen Sie im Einbeinstand Ihren Kopf von links nach rechts und zurück. ▸ Schließen Sie zusätzlich die Augen.

B 13 Schritt in Kissen

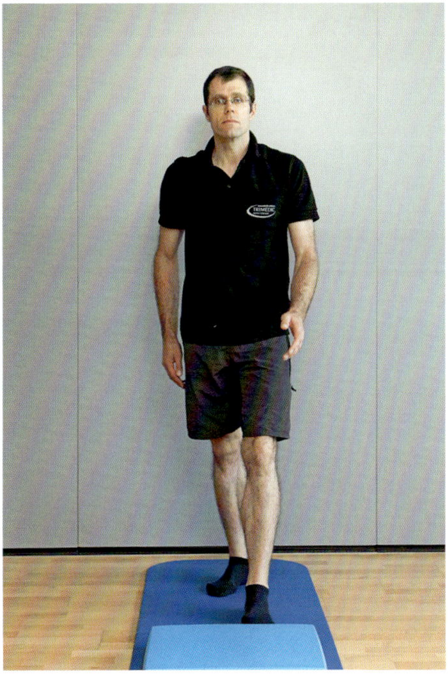

Bild 64: Ausgangsposition

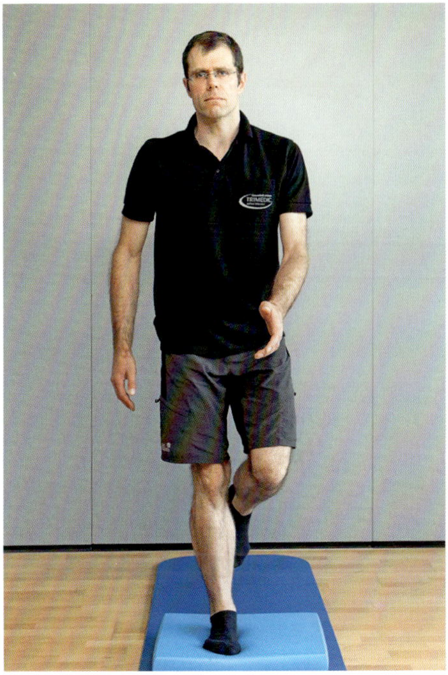

Bild 65: Endposition

Geeignet für	alle
Kontraindikationen	keine
Trainierte Muskeln	Knieachse, Koordinationsschulung
Übungsbeschreibung	Stellen Sie sich vor eine weiche Unterlage (Kissen, gefaltetes Handtuch). Machen Sie einen Schritt auf die Unterlage und bleiben Sie auf einem Bein stehen. Versuchen Sie, die Balance zu halten (am besten mit Kontrolle der Beinachse im Spiegel). Achten Sie auch auf die korrekte Fußstellung wie in Übung B 11 beschrieben.
Wiederholungen	Führen Sie diese Übung 10-mal mit Konzentration auf die Knieachse durch und versuchen Sie, mindestens 10 Sek. zu stehen. Wechseln Sie danach die Seite.
Variation	▸ Variieren Sie die Unterlage (je weicher und labiler die Unterlage, desto schwieriger die Übung). ▸ Führen Sie den Schritt nach vorne mit geschlossenen Augen durch.

B 14 Antirotation einbeinig

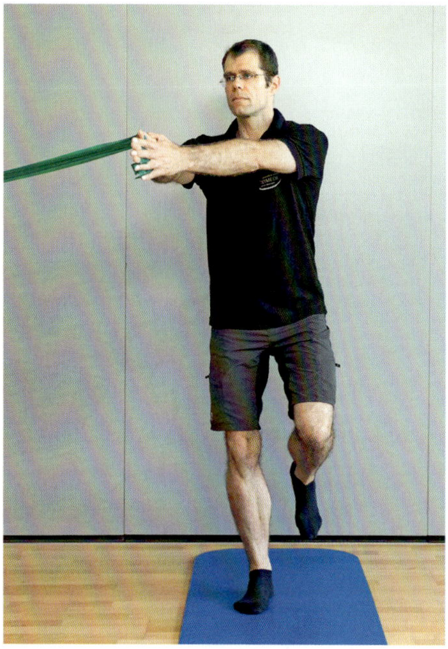

Bild 66: Ausgangsposition

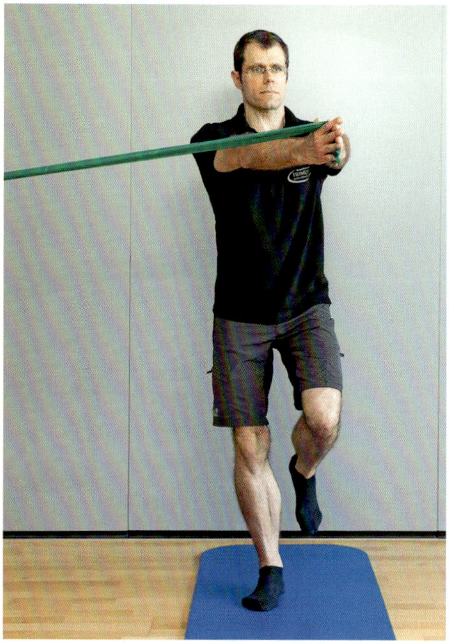

Bild 67: Endposition

Geeignet für	alle
Kontraindikationen	akute Entzündung im Gelenk, Nachtschmerz
Trainierte Muskeln	Knieachse, Koordinationsschulung
Übungsbeschreibung	Befestigen Sie ein Gummiband seitlich an einer Türklinke, Tisch, Partner etc. etwa in Brust- bis Schulterhöhe. Stellen Sie sich auf das betroffene Bein, das Knie ist dabei leicht gebeugt. Ziehen Sie nun das Gummiband mit gestreckten Armen nach außen und stabilisieren Sie die Knieachse (Kontrolle mit Hilfe eines Spiegels). Drehen Sie sich danach um 180° (Standbein bleibt das betroffene Bein) und ziehen Sie das Band in die andere Richtung.
Wiederholungen	Wiederholen Sie die Übung auf jeder Seite 10-mal und führen Sie jeweils 2 Sätze aus.
Variation	▸ Variieren Sie die Unterlage (je weicher und labiler die Unterlage, desto schwieriger die Übung). ▸ Steigern Sie den Zug des Bandes (straffer nehmen oder ein stärkeres Band).

B 15 Step Up

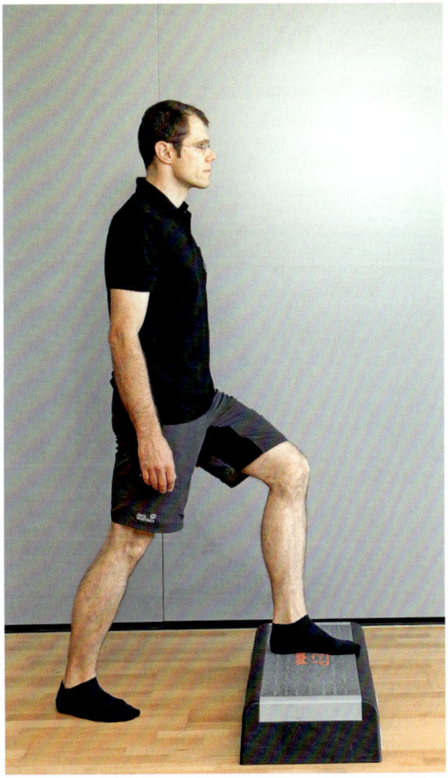

Bild 68: Ausgangsposition

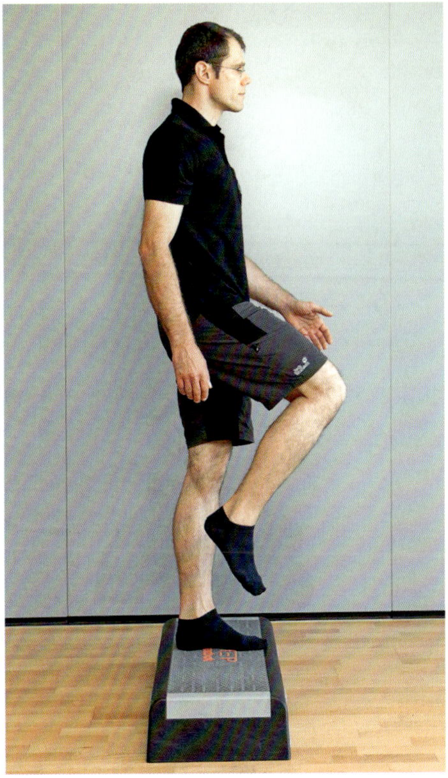

Bild 69: Endposition

Geeignet für	alle
Kontraindikationen	akute Entzündung im Gelenk, Nachtschmerz
Trainierte Muskeln	Knieachse, Koordinationsschulung, Kräftigung Oberschenkel
Übungsbeschreibung	Stellen Sie sich vor eine Stufe, einen kleinen Kasten oder ein Step. Steigen Sie langsam und ohne Schwung zu nehmen auf die Stufe und bleiben Sie oben mit leicht gebeugtem Knie für einige Sekunden stehen. Steigen Sie langsam und kontrolliert wieder ab. Achten Sie dabei auf die Knieachse.
Wiederholungen	Wiederholen Sie die Übung auf jeder Seite 10-mal und führen Sie jeweils 2 Sätze aus.
Variation	▸ Legen Sie eine weiche Unterlage auf die Stufe (Handtuch, Kissen).

4.3.3 Kräftigung der gelenkumgebenden Muskulatur

- Geeignet zur Prävention und bei bestehender Arthrose
- Nicht geeignet bei akuter Entzündung im Gelenk sowie Ruhe- und Nachtschmerz

B 16 Lateral Walk

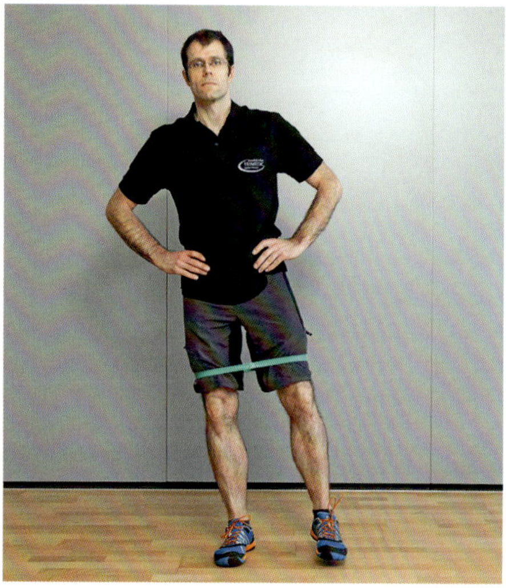

Bild 70: Ausgangsposition

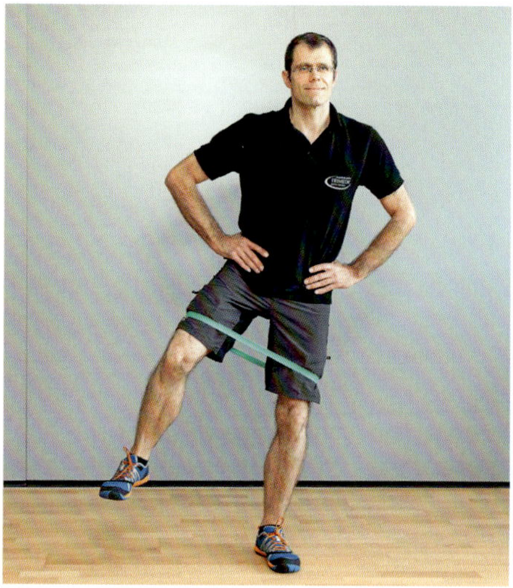

Bild 71: Endposition

Geeignet für	alle
Kontraindikationen	akute Entzündung im Gelenk, Nachtschmerz
Trainierte Muskeln	Kräftigung Oberschenkel und Hüftmuskulatur
Übungsbeschreibung	Binden Sie sich ein Gummiband oberhalb der Knie straff um die Oberschenkel. Stellen Sie sich mit leicht gebeugten Beinen hin und machen Sie einen mehr als hüftbreiten Schritt zur Seite. Heben Sie dabei das Bein mindestens 15 cm vom Boden an und führen Sie die Bewegung langsam und kontrolliert durch. Heben Sie nun das hintere Bein ebenfalls an und ziehen Sie es ebenfalls langsam und kontrolliert nach.
Wiederholungen	Gehen Sie 10 Schritte zur Seite und wechseln Sie dann die Richtung. Führen Sie diese Übung jeweils 2-mal aus.
Variation	▸ Befestigen Sie das Band unterhalb der Knie. ▸ Befestigen Sie das Band am Sprunggelenk. ▸ Befestigen Sie das Band im Bereich des Mittelfußes.

B 17 Kniebeugen

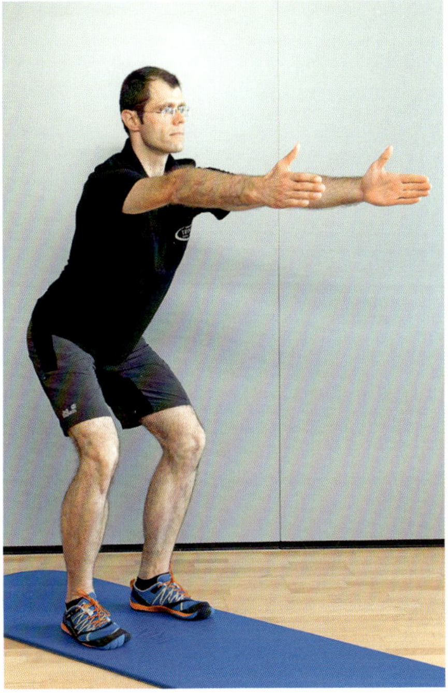

Bild 72: Ausgangsposition

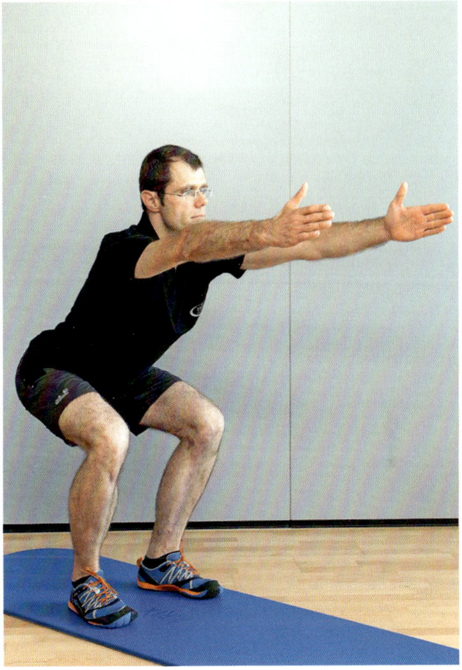

Bild 73: Endposition

Geeignet für alle

Kontraindikationen akute Entzündung im Gelenk, Nachtschmerz

Trainierte Muskeln Oberschenkel- und Gesäßmuskulatur

Übungsbeschreibung Stellen Sie sich in einen hüftbreiten Stand. Die Füße stehen dabei parallel zueinander. Senken Sie nun Ihr Gesäß ab, als wollten Sie sich auf einen Stuhl setzen. Beugen Sie die Knie maximal bis zu einem Winkel von 90°. Sollten vorher Schmerzen auftreten, gehen Sie nicht weiter in die Beugung. Die Unterschenkel sollten während der Übung senkrecht stehen, so dass Sie während der gesamten Übung Ihre Fußspitzen sehen können.

Wiederholungen Führen Sie diese Übung 10-mal aus und wiederholen Sie sie insgesamt 3-mal mit kurzen Pausen dazwischen.

Variation Befestigen Sie ein Gummiband oberhalb der Kniegelenke und halten Sie dieses während der gesamten Übung auf Spannung.

B 18 Wadenheben Step/Stufe

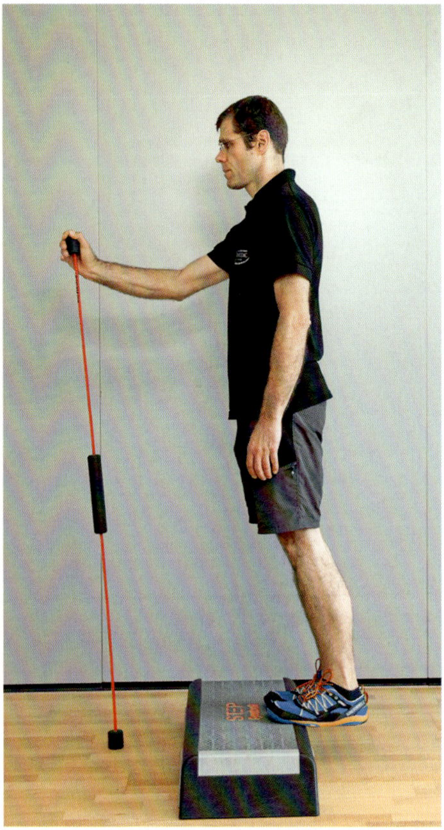

Bild 74: Ausgangsposition

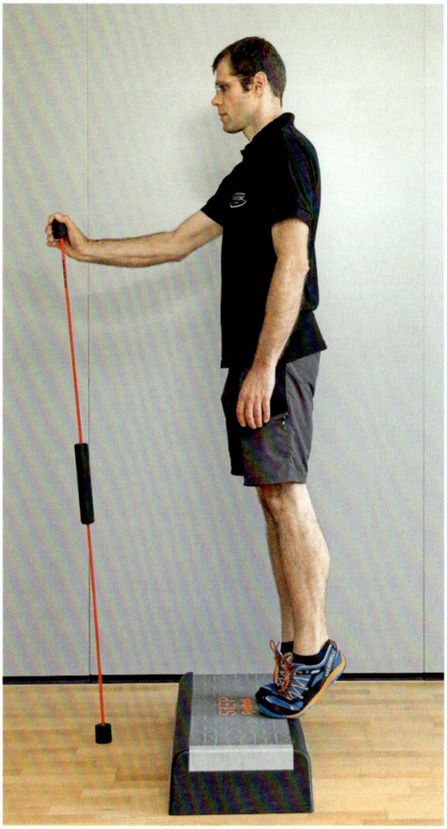

Bild 75: Endposition

Geeignet für	alle
Kontraindikationen	keine
Trainierte Muskeln	Wadenmuskulatur
Übungsbeschreibung	Stellen Sie sich nur mit den Fußballen auf eine Stufe, eine Kiste oder ein Step und halten Sie sich gegebenenfalls am Geländer, einem Stab oder ähnlichem fest. Mittelfuß und Ferse hängen dabei frei in der Luft und die Kniegelenke sind gestreckt. Drücken Sie sich nun so weit wie möglich nach oben. Senken Sie dann Ihren Körper wieder ab, bis Sie ein leichtes Ziehen in der Wade spüren.
Wiederholungen	Führen Sie diese Übung 10-mal aus und wiederholen Sie sie insgesamt 3-mal mit kurzen Pausen dazwischen.

B 19 Seitheben

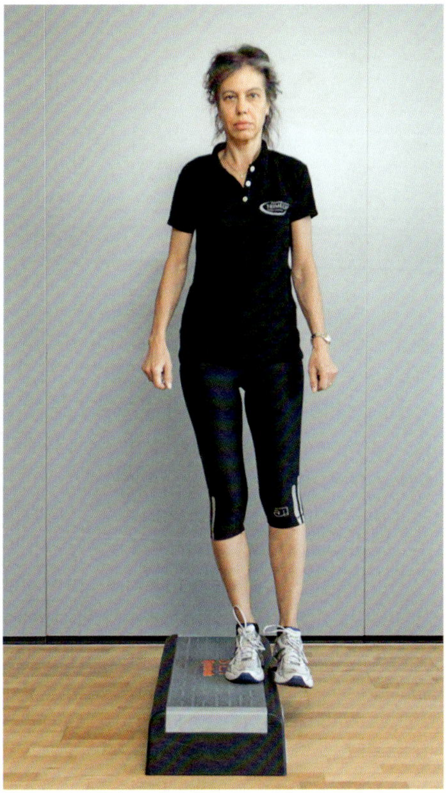

Bild 76: Ausgangsposition

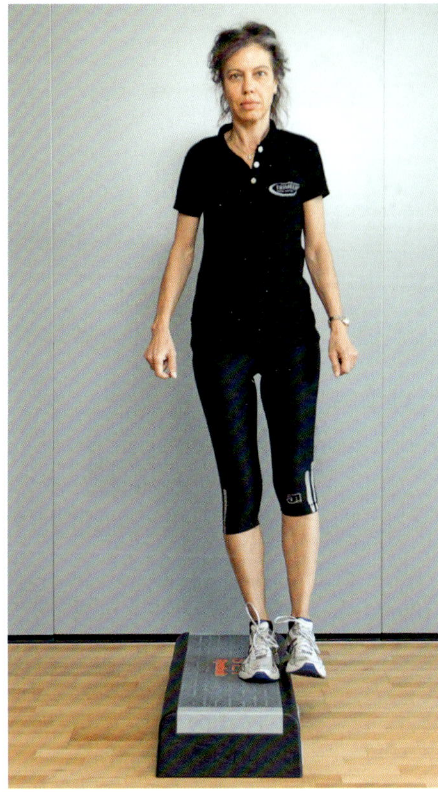

Bild 77: Endposition

Geeignet für	besonders bei Hüftarthrose
Kontraindikationen	keine
Trainierte Muskeln	Hüftmuskulatur
Übungsbeschreibung	Stellen Sie sich seitlich mit einem Fuß auf eine Stufe, eine Kiste oder ein Step und halten Sie sich gegebenenfalls am Geländer oder einem Stab fest. Der andere Fuß hängt dabei frei in der Luft und das Kniegelenk des Standbeines ist gestreckt. Heben Sie nun das herabhängende Bein so weit wie möglich nach oben an, ohne den Oberkörper abzuknicken. Senken Sie dann das Bein wieder ab, bis es entspannt unterhalb der Stufe hängt.
Wiederholungen	Führen Sie diese Übung 15-mal aus und wiederholen Sie sie insgesamt 3-mal auf jeder Seite.

B 20 Abduktion beidbeinig

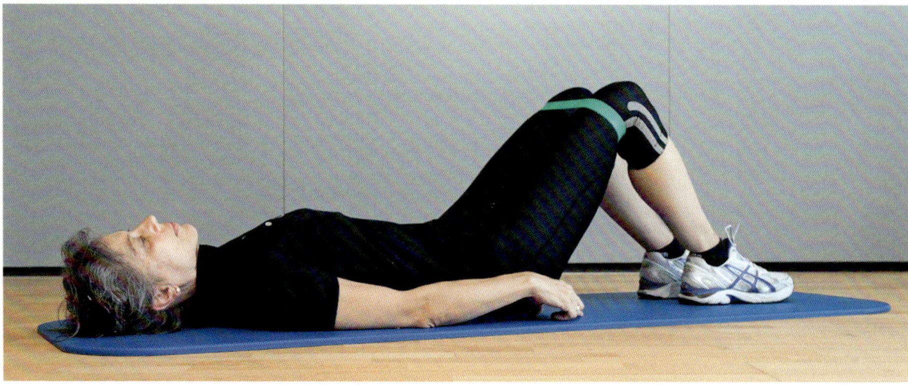

Bild 78: Ausgangsposition

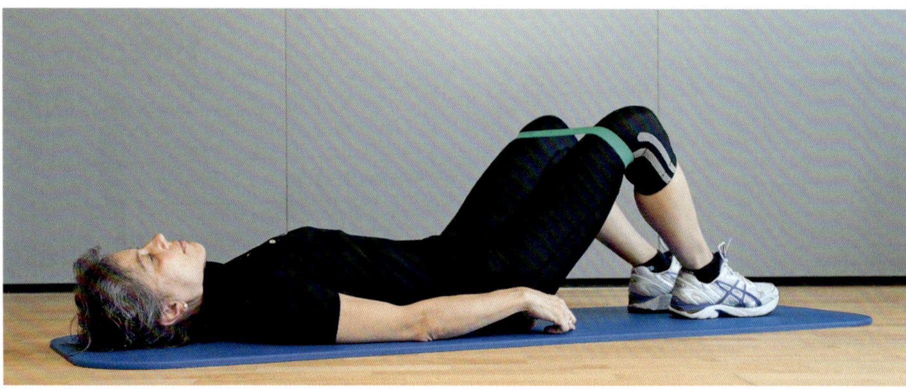

Bild 79: Endposition

Geeignet für	besonders bei Hüftarthrose
Kontraindikationen	keine
Trainierte Muskeln	Hüft- und Gesäßmuskulatur
Übungsbeschreibung	Legen Sie sich in Rückenlage auf eine Matte, Decke oder einen Teppich. Befestigen Sie ein Gummiband um die Oberschenkel (oberhalb des Kniegelenks). Ziehen Sie nun das Band mit beiden Beinen langsam und gleichmäßig nach außen. Die Füße bleiben dabei auf dem Boden stehen. Halten Sie die Spannung kurz und führen Sie die Beine wieder langsam zur Mitte zurück.
Wiederholungen	Führen Sie diese Übung 15-mal aus und wiederholen Sie sie insgesamt 3-mal.

B 21 Becken heben in Rückenlage (mit Gummiband)

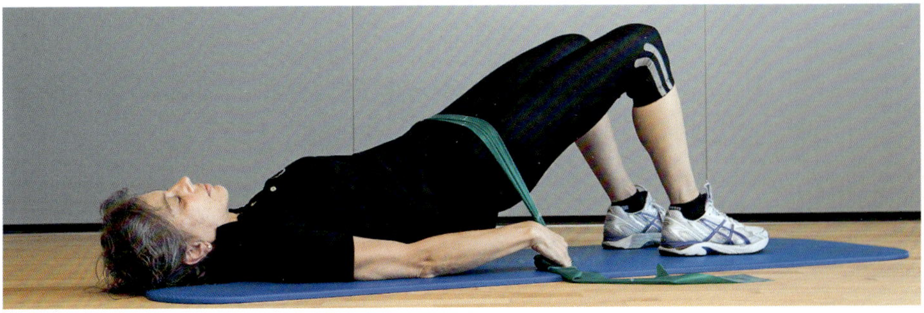

Bild 80: Ausgangsposition

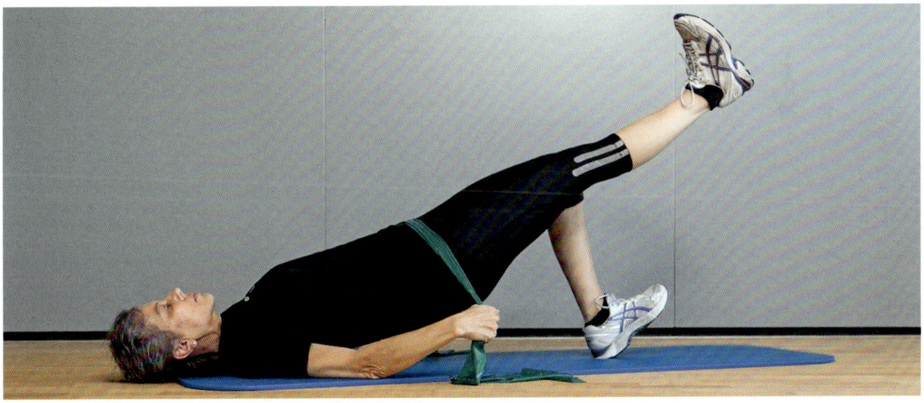

Bild 81: Endposition

Geeignet für	besonders bei Hüftarthrose
Kontraindikationen	keine
Trainierte Muskeln	Unterer Rücken und Gesäßmuskulatur, Stabilisation Hüfte
Übungsbeschreibung	Legen Sie sich in Rückenlage auf eine Matte, Decke oder einen Teppich. Die Füße sind aufgestellt und die Knie angewinkelt. Legen Sie ein Gummiband über Ihren Bauch und halten Sie es seitlich mit den Händen straff am Boden fest. Heben Sie nun Ihr Becken an, so dass sich Oberkörper und Oberschenkel in einer Linie befinden. Ziehen Sie die Fußspitzen an und strecken Sie ein Bein aus, so dass sich der Oberschenkel parallel zum Oberschenkel des aufgestellten Beines befindet.
Wiederholungen	Halten Sie die Spannung für 10 Sek. und führen Sie die Übung auf jeder Seite 5-mal durch.

B 22 Ausfallschritt mit Tuch

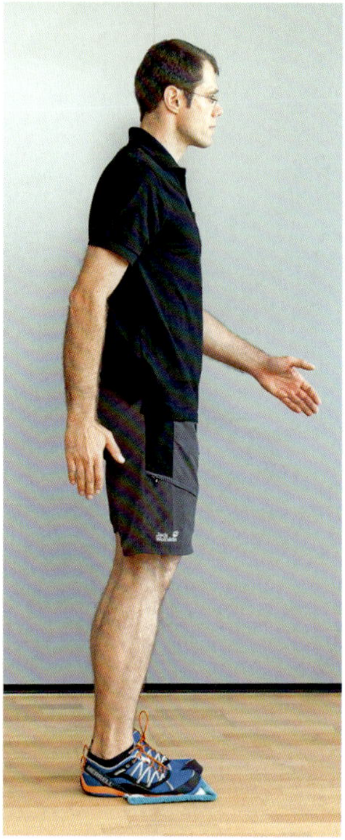

Bild 82: Ausgangsposition

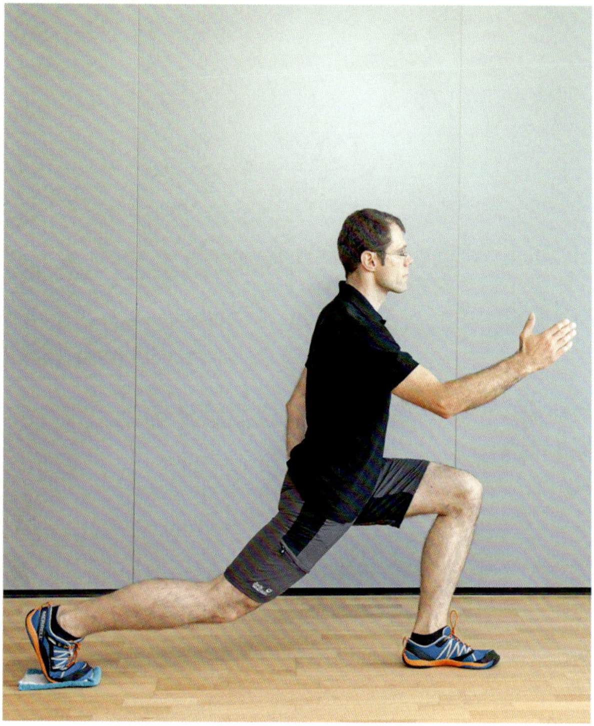

Bild 83: Endposition

Geeignet für Trainierte, Weiterführung der vorangegangenen Übungen

Kontraindikationen Akute Entzündung im Gelenk, Belastungs-, Ruhe- und Nachtschmerz

Trainierte Muskeln Oberschenkel- und Gesäßmuskulatur

Übungsbeschreibung Stellen Sie sich auf einen glatten Boden (Fliesen/Parkett/Laminat). Stellen Sie einen Fuß auf eine textile Unterlage (gefaltetes Geschirrtuch, trockener Spüllappen, Wischlappen). Rutschen Sie nun mit dem Fuß auf dem Tuch nach hinten in einen weiten Ausfallschritt. Ziehen Sie den Fuß wieder in die Ausgangsstellung zurück. Sollten Sie Schmerzen verspüren, machen Sie einen kleineren Ausfallschritt.

Wiederholungen Führen Sie diese Übung 10-mal auf jeder Seite aus und wiederholen Sie sie insgesamt 3-mal mit kurzen Pausen dazwischen.

B 23 Abduktion/Außenrotation in Seitlage

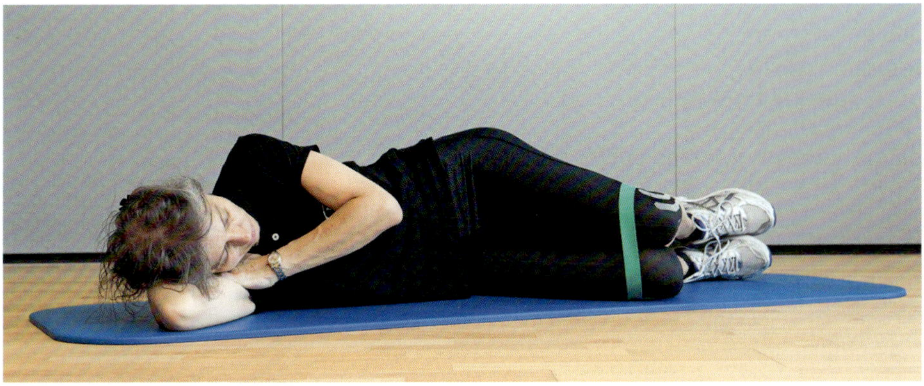

Bild 84: Ausgangsposition

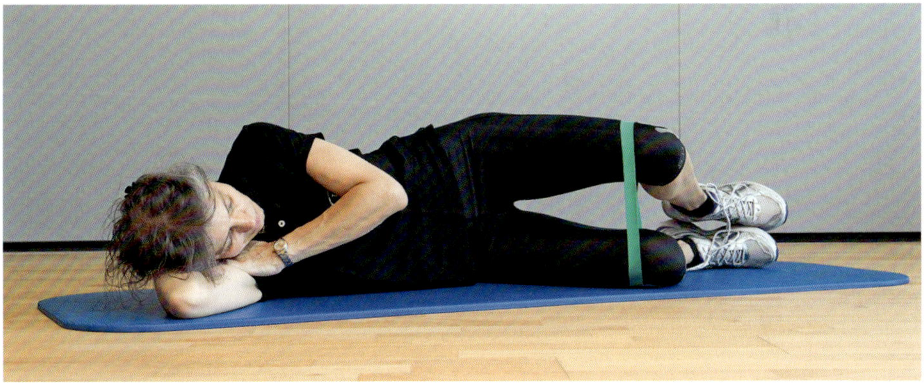

Bild 85: Endposition

Geeignet für	besonders bei Hüftarthrose
Kontraindikationen	keine
Trainierte Muskeln	Hüft- und Gesäßmuskulatur
Übungsbeschreibung	Legen Sie sich seitlich auf eine Matte, Decke oder einen Teppich. Befestigen Sie ein Gummiband um die Oberschenkel (oberhalb der Kniegelenke) und ziehen Sie beide Knie an. Heben Sie nun das obere Knie vom unteren ab. Lassen Sie die Füße dabei aufeinander liegen. Halten Sie die Spannung für ca. 5 Sek. und gehen Sie langsam in die Ausgangsposition zurück.
Wiederholungen	Führen Sie diese Übung 10-mal aus und wiederholen Sie sie insgesamt 2-mal auf jeder Seite.

4.4 Ausgleich von sportartspezifischen Belastungen

Möchte man seinen gewohnten Sport trotz Arthrose wieder ausführen, ist es notwendig, dass das Kniegelenk ausreichend muskulär gesichert ist. Ein regelmäßig durchgeführtes Kräftigungstraining von mindestens 3 Monaten ist Voraussetzung.
Die hohen Belastungen, die während dem Ausüben des Sports auf das Kniegelenk wirken, lassen sich nur durch ein begleitendes, regelmäßiges Training kompensieren. Geeignet sind hier besonders Radfahren zur Regeneration oder gezieltes Kraft- und Koordinationstraining.
Bei Sportarten, welche mit einer Drehbewegung des Rumpfes verbunden sind (Bsp. Golf), ist es notwendig, dass in der Brustwirbelsäule genug Beweglichkeit vorhanden ist. Andernfalls müssen die Hüfte oder das Knie zur Kompensation zu stark gedreht werden, was zu einer Verstärkung der vorliegenden Problematiken führt.

B 24 Lateral Bound

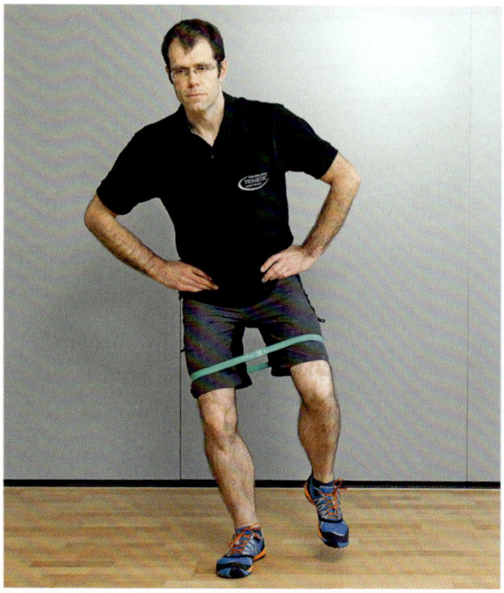

Bild 86: Ausgangsposition

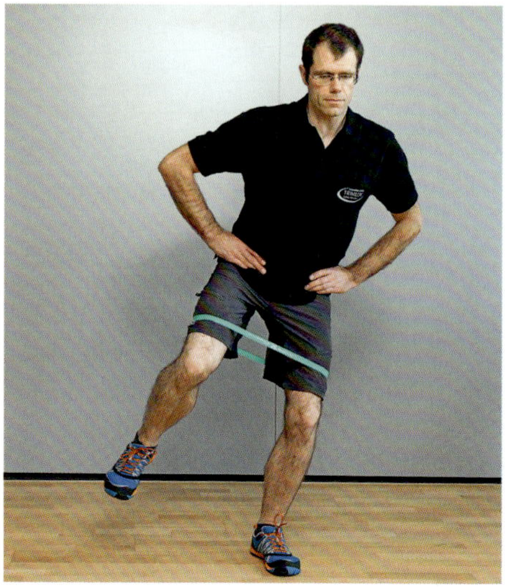

Bild 87: Endposition

Geeignet für sportlich Aktive

Kontraindikationen keine

Trainierte Muskeln Koordination und Kraft der Oberschenkel

Übungsbeschreibung Befestigen Sie ein Gummiband um die Oberschenkel (oberhalb der Kniegelenke). Beugen Sie die Knie leicht an und springen Sie zur Seite. Fangen Sie den Sprung in einer leichten Kniebeuge ab und springen Sie dann auf die andere Seite.

Wiederholungen Springen Sie 10-mal auf jede Seite und wiederholen Sie die Übung 3-mal mit kurzen Pausen dazwischen.

Variation
- Befestigen Sie das Band an den Sprunggelenken und führen Sie die Übung wie beschrieben durch.

B 25 Sprung auf Kissen

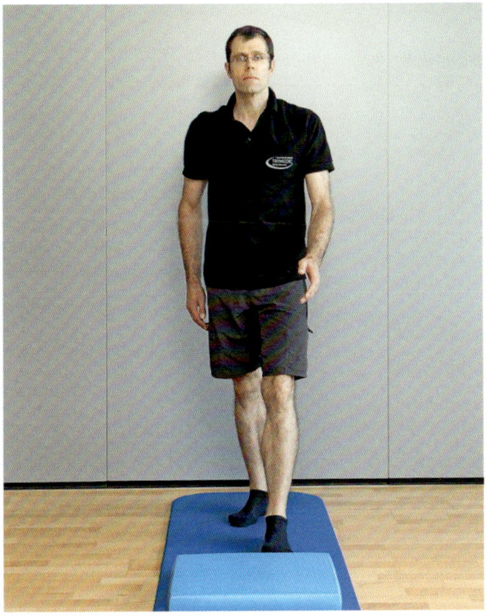

Bild 88: Ausgangsposition

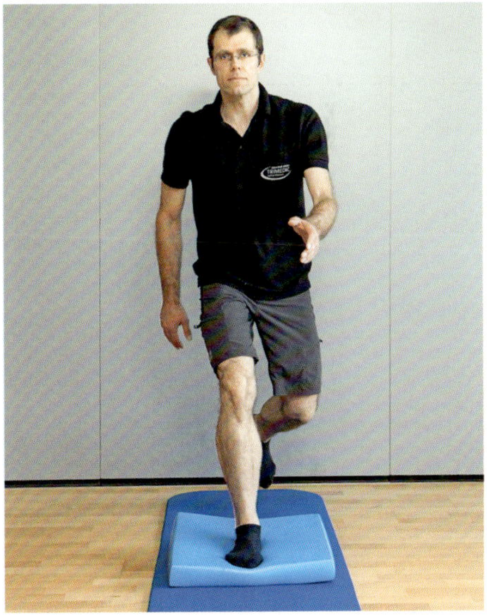

Bild 89: Endposition

Geeignet für sportlich Aktive

Kontraindikationen keine

Trainierte Muskeln Koordination und Kraft der Oberschenkel

Übungsbeschreibung Stellen Sie sich vor eine weiche Unterlage (Kissen, gefaltete Matte, Weichboden o. Ä.). Machen Sie einen dynamischen Schritt oder Sprung auf die Unterlage. Versuchen Sie, auf einem Bein stehen zu bleiben und die Balance zu halten. Wenn möglich kontrollieren Sie die Knieachse vor einem Spiegel.

Wiederholungen Führen Sie 3-mal 10 Wiederholungen auf jeder Seite durch.

B 26 Step Up Sprint

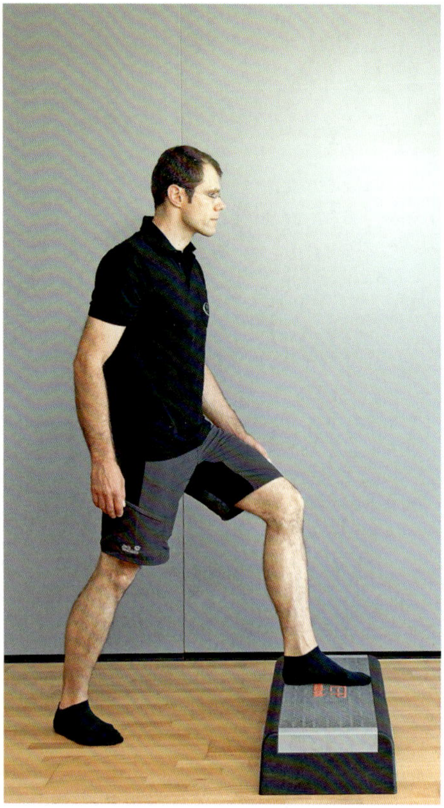

Bild 90: Ausgangsposition

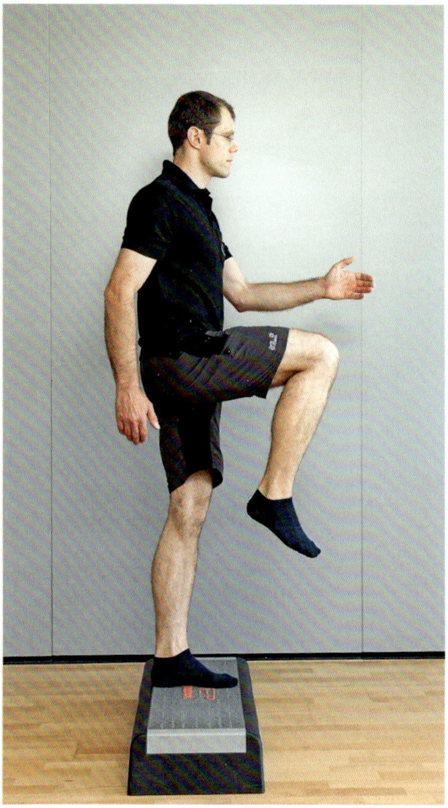

Bild 91: Endposition

Geeignet für sportlich Aktive

Kontraindikationen keine

Trainierte Muskeln Koordination und Kraft der Oberschenkel

Übungsbeschreibung Stellen Sie sich vor eine Stufe, Kiste oder ein Step. Stellen Sie einen Fuß auf die Stufe. Steigen Sie nun dynamisch auf die Stufe und ziehen Sie das Spielbein nach vorne. Versuchen Sie die Balance zu halten. Führen Sie nun das Spielbein so weit wie möglich in einen Ausfallschritt nach hinten.

Wiederholungen Wiederholen Sie die Übung 15-mal und wechseln Sie dann die Seite. Führen Sie insgesamt 3 Sätze auf jeder Seite durch.

Variation

- Legen Sie eine weiche Unterlage auf die Stufe.

B 27 BWS Extension

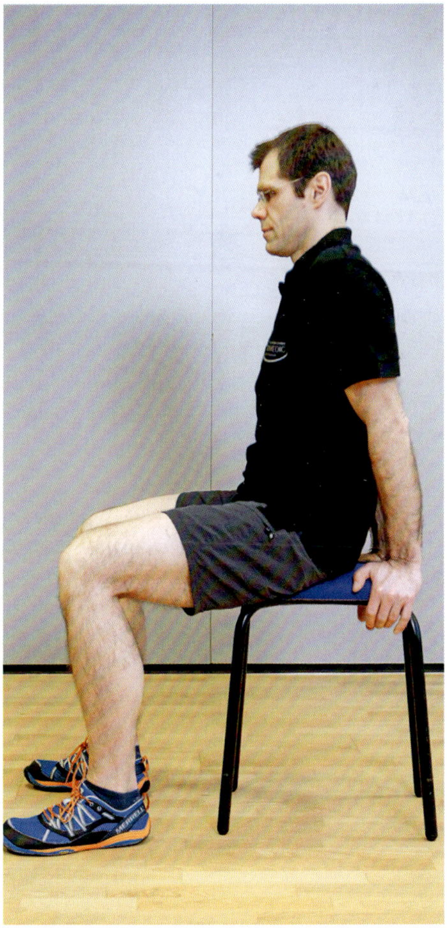

Bild 92: Ausgangsposition

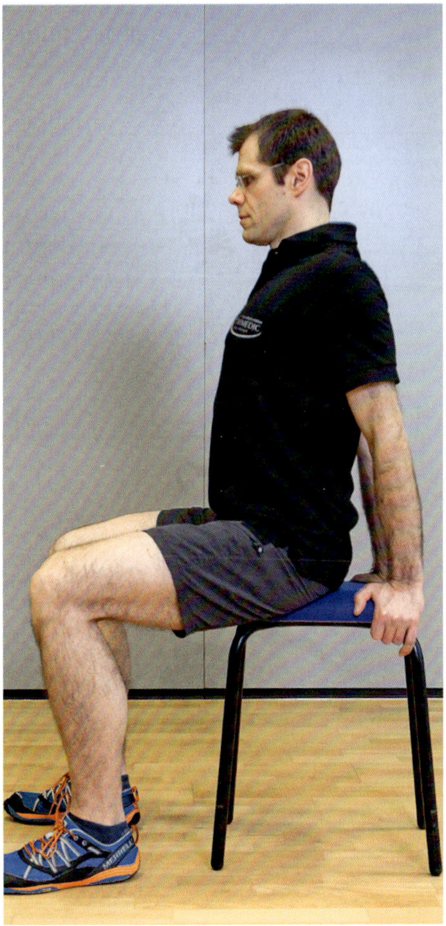

Bild 93: Endposition

Geeignet für alle

Kontraindikationen keine

Ziel der Übung Beweglichkeit der Brustwirbelsäule in die Aufrichtung

Übungsbeschreibung Setzen Sie sich auf einen Hocker oder Stuhl. Stützen Sie Ihre Hände seitlich hinter dem Gesäß auf. Richten Sie sich nun so weit wie möglich auf und ziehen Sie dabei Ihre Schultern nach hinten.

Wiederholungen Wiederholen Sie die Übung 15-mal. Sie können die Übung jederzeit im Alltag oder im Büro durchführen.

B 28 BWS Rotation

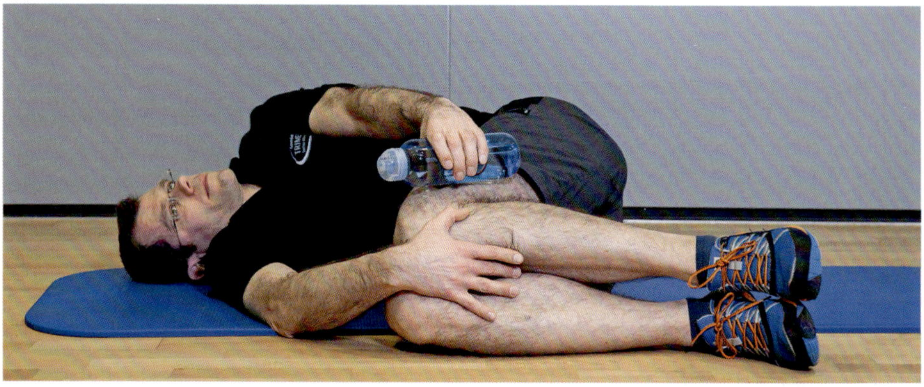

Bild 94: Ausgangsposition

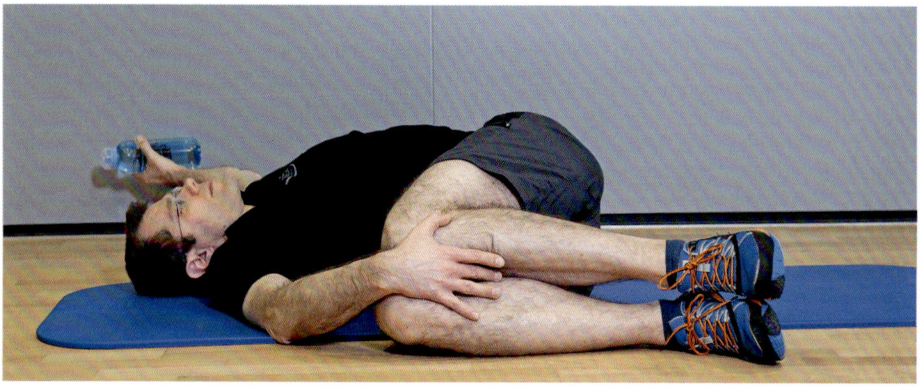

Bild 95: Endposition

Geeignet für alle

Kontraindikationen keine

Ziel der Übung Beweglichkeit der Brustwirbelsäule in die Rotation

Übungsbeschreibung Legen Sie sich auf die Seite und ziehen Sie die Beine an. Halten Sie eine mit Wasser gefüllte Flasche von etwa 0,5 kg in der oberen Hand. Mit der anderen Hand fixieren Sie Ihre Knie. Drehen Sie nun den Oberkörper zur Seite bis Hand und Flasche fast den Boden berühren.

Wiederholungen Wiederholen Sie die Übung 15-mal und wechseln Sie die Seite. Sie können die Übung jederzeit im Alltag, im Büro oder vor dem Fernseher durchführen.

4.5 Weiterführende Möglichkeiten

Die Schmerzen, die mit einer Arthrose einhergehen, können durch eine begleitende physiotherapeutische Maßnahme wie Manuelle Therapie gelindert werden. Durch Mobilisation der Gelenke, Dehnung der Muskulatur, spezielle Griffe und Massagetechniken werden die Beweglichkeit, die Koordination der knieumgebenden Muskulatur, das Roll-Gleitverhalten des Kniegelenks und die Gelenkfunktion verbessert.

Ein Spaziergang im Wald (eventuell auch mit Nordic-Walking-Stöcken) bietet die einfachste, flexibelste und preisgünstigste Variante eines Trainings mit vielen positiven Effekten nicht nur für die Gelenke, sondern für alle Bereiche der körperlichen und geistigen Gesundheit. Ebenso stellt das Gehen auf unebenen Wegen ein gutes Training zur Sturz- und Fallprophylaxe dar.

Im Fitnessstudio oder einer Physiotherapie-Praxis mit Trainingsgeräten haben Sie die Möglichkeit, gezielte und individuell dosierbare Übungen zur Kräftigung der gelenkumgebenden Muskulatur durchzuführen. Lassen Sie sich einen Trainingsplan zusammenstellen, welcher folgende Geräte und Übungen beinhaltet:

Beinpresse

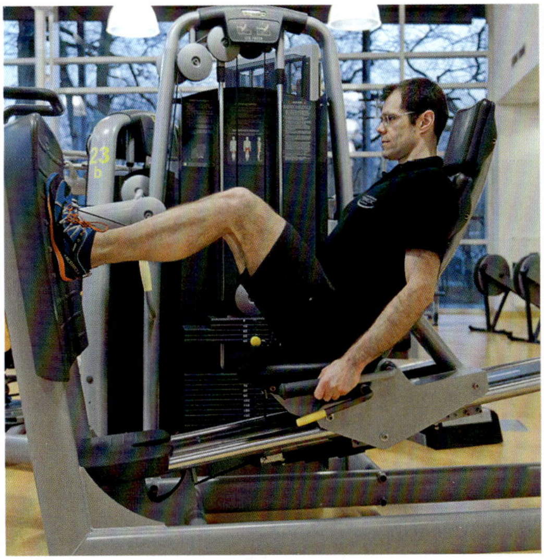

Bild 96: Beinpresse

Übungsbeschreibung
Bewegen Sie sich im Bereich von einer 90°-Beugung im Kniegelenk bis kurz vor die Kniestreckung.

Variationen
- Führen Sie die Übung beidbeinig oder einbeinig aus.
- Legen Sie eine instabile Unterlage unter die Füße (Kissen, Handtuch, Kreisel etc.).

Beinstrecker

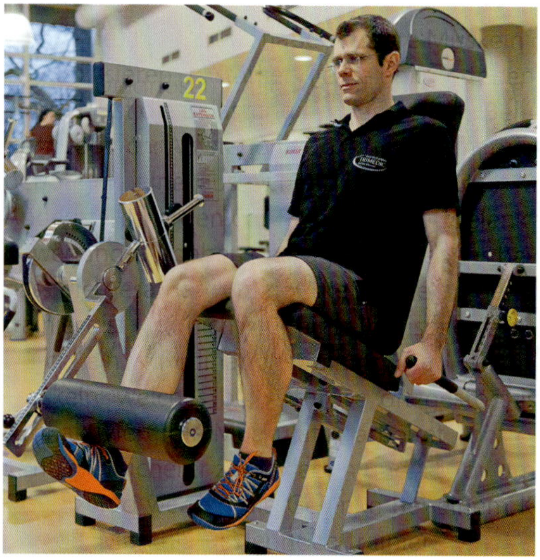

Bild 97: Beinstrecker

Übungsbeschreibung
Fixieren Sie das Fußpolster in verschiedenen Positionen (die für Sie schmerzfrei sind) und üben Sie isometrisch Druck dagegen aus.

Variation
- Führen Sie die Übung beidbeinig oder einbeinig aus.

Beinbeuger

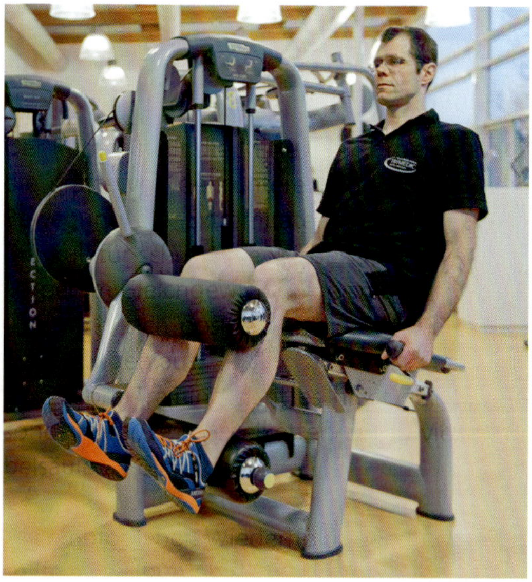

Bild 98: Beinbeuger

Übungsbeschreibung
Drücken Sie das Gewicht aus einer nahezu gestreckten Position bis zu einer 90°-Beugung im Kniegelenk.

Variation
- Führen Sie die Übung beidbeinig oder einbeinig aus.

Gesäßtrainer

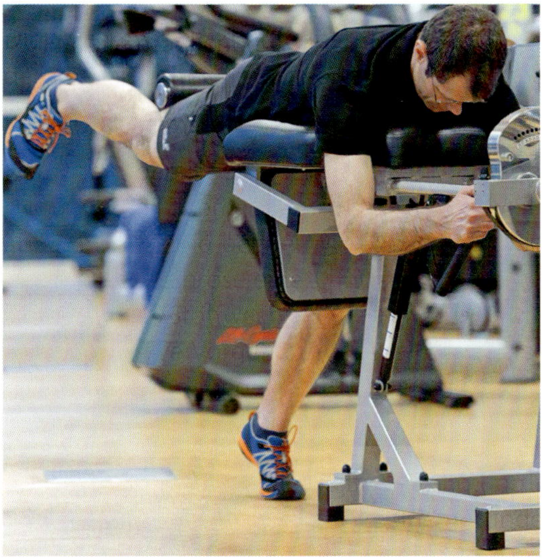

Bild 99: *Gesäßtrainer*

Übungsbeschreibung
Führen Sie ein Bein aus der gebeugten Position in die Hüftstreckung. Wiederholen Sie diese Übung auf der anderen Seite.

Abduktion/Adduktion

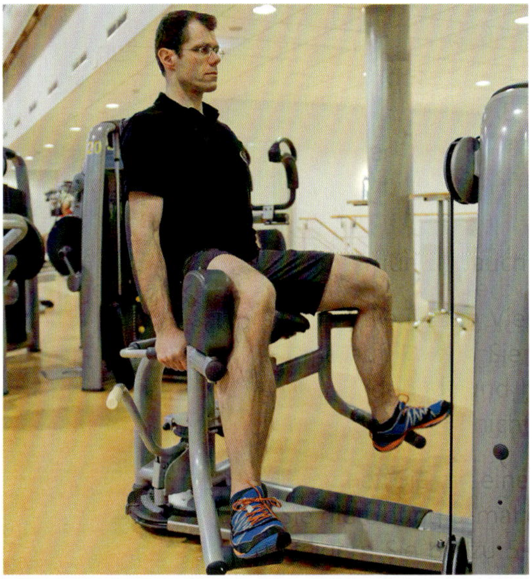

Bild 100: Abduktion/Adduktion

Übungsbeschreibung
Führen Sie Ihre Beine so weit wie möglich nach außen (Abduktion) bzw. nach innen (Adduktion).

Vorsicht bei Hüftarthrose: Beachten Sie den vom Arzt erlaubten Bewegungsumfang und trainieren Sie nur im schmerzfreien Bereich.

5 Sport bei Arthrose

5.1 Prinzipien für Sport bei Arthrose

Für viele Sportler, die die Diagnose „Arthrose“ erhalten, ist es ein wichtiges Ziel, weiterhin oder wieder Sport treiben zu können. Wenn die akuten Symptome abgeklungen sind und die Arthrose sich in einer „stummen“ Phase befindet, ist dies in den meisten Fällen auch möglich.

Jeder Arthrosepatient sollte allerdings wissen, dass nicht alle Bewegungsformen und Sportarten bei Arthrose gleich gut geeignet sind und dass einige Regeln zu beachten sind bzw. einige Sportarten modifiziert werden müssen, um dem Gelenk nicht weiter zu schaden.
Nachfolgend haben wir einige dieser Regeln aufgelistet und eine Beurteilung von Sportarten hinsichtlich ihrer Eignung bei Arthrose vorgenommen. Solche Aussagen können aber nur einen globalen und empfehlenden Charakter haben, im Einzelfall bedarf es einer individuellen ärztlichen Abklärung, vielleicht sogar auch des persönlichen Annäherns und Ausprobierens, welche Belastungen schmerz- und nebenwirkungsfrei vom muskulo-skelettalen System toleriert werden.

Dosierung von Sport mit Arthrose

Wie die Intensität und Häufigkeit von Sport dosiert werden sollte, ist abhängig von drei Faktoren:

1. Individuelle Gelenkbelastung
2. Art der Bewegung
3. Reizsituation des Gelenks

Jedes Gelenk und jeder Mensch hat unterschiedliche und individuelle Belastungs- und Schmerzgrenzen. Mancher ist froh, wenn er die Treppen hoch- und hinunterkommt, andere gehen mit Arthrose noch ohne Probleme joggen. Dies liegt auch an den unterschiedlichen körperlichen und muskulären Voraussetzungen. Wie viel das Gelenk aushalten kann, testet man am besten durch langsames Herantasten an den Sport und Ausprobieren, wie das Gelenk am nächsten Tag reagiert. Schmerzen sollten nie länger als ein bis zwei Tage nach der Belastung anhalten. Wenn die Schmerzen länger anhalten, dann war die Belastung zu hoch. Erholen Sie sich einige Tage und tasten Sie sich dann mit weniger Belastung oder Gewicht wieder an die Bewegung heran.

Die Art der Bewegung ist bei jeder Sportart unterschiedlich. Die Gelenkbelastung ist bei Impulsbelastungen wie Sprüngen und Stößen (z. B. beim Joggen) am höchsten und reduziert sich beim Sitzen (z. B. beim Radfahren) oder im Wasser.

Zu beachten ist unbedingt die aktuelle Reizsituation des Gelenks. In einer stummen Phase sind nahezu alle Bewegungsformen möglich, in einer akuten Phase sind bereits die Alltagsbewegungen schwierig. Liegt eine Entzündung oder Schwellung im Kniegelenk vor, sollten Sportarten bevorzugt werden, welche das Kniegelenk so wenig wie möglich belasten (z. B. Radfahren, Aquajogging).

Regeln beim Sport mit Arthrose

Folgende Regeln sind zu beachten, um die Belastung auf die Gelenke so gering wie möglich zu halten und weiteren Schädigungen des Knorpelgewebes vorzubeugen:

- Keine großen Impulsbelastungen z. B. Sprünge und Stöße (High-Impact-Belastungen vermeiden).
- Keine Extrembewegungen der Gelenke, insbesondere keine intensiven Rotationen.
- Gleichmäßiger rhythmischer Bewegungsablauf.
- Vermeiden von schnellen Richtungs- und Tempowechsel.
- Vermeiden von abrupten Stopp&Go-Bewegungen.
- Individuelle Variationen und Anpassung an individuelle Gelenktoleranz und Reizsituation des Gelenks.

Tabelle 5: Alltagsbewegungen in Bezug auf die Belastungen im Knie- und Hüftgelenk (nach Horstmann et al., 2013)

Aktivität	Belastung Kniegelenk (x Körpergewicht)	Belastung Hüftgelenk (x Körpergewicht)
Walking mit 5 km/h	2,8	4,7
Fahrradfahren mit 120 W	1,2	1,0
Treppensteigen (auf)	4,3	5,0
Bergauf gehen	4,5	6,8
Bergab gehen	4,5	6,5
Joggen mit 9,7 km/h	8–9	5,4
Joggen mit 12,6 km/h	10,3	6,0

Tabelle 5 zeigt die Belastungen auf das Knie- und Hüftgelenk bei verschiedenen Aktivitäten wie Walking, Fahrradfahren, Treppensteigen und Joggen. Beim Joggen wirkt je nach Laufgeschwindigkeit das 6- bis 10-fache des Körpergewichts auf das Kniegelenk.

Ein gesunder Organismus mit ausreichend trainierter Beinmuskulatur toleriert diese Belastungen ohne Probleme. Bei Arthrose ist es immer angebracht, hohe Belastungen auf die Gelenke zu reduzieren und im Zweifel die Sportart zu wechseln. Fahrradfahren beispielsweise ist aufgrund der geringeren Belastungswerte eher zu empfehlen als Jogging.

5.2 Welcher Sport ist für mich geeignet?

Grundsätzlich gilt für jede Sportart, unabhängig von den biomechanischen Eigenschaften, dass man eine Sportart mit hoher oder mit geringer Intensität, mit dem Ziel der Leistungssteigerung oder mit dem Ziel Gesundheitsförderung betreiben kann.

Die nachfolgenden Empfehlungen für verschiedene Sportarten können daher nur einen orientierenden Charakter haben. Die Bewertung erfolgt in Abhängigkeit von den Stadien der vorliegenden Arthrose. Wir wählen eine Abstufung auf einer fünfstufigen Skala von:

- sehr empfehlenswert (++)
- durchaus sinnvoll (+)
- noch toleriert (0)
- weniger empfehlenswert (-)
- deutlich abzuraten (--)

Tabelle 6: Sportarten bei Arthrose Knie und Hüfte

Sportart	Hüfte		Knie	
	Stadium früh	Stadium spät	Stadium früh	Stadium spät
Aquajogging	++	++	++	++
Badminton	+	-	o	--
Basketball	o	o	-	--

Sportart	Hüfte		Knie	
	Stadium früh	Stadium spät	Stadium früh	Stadium spät
Bergsteigen	o	-	-	--
Bodybuilding	+	+	+	+
Bowling	++	+	+	o
Eishockey	-	--	-	--
Fahrradfahren	++	+	++	++
Fußball	o	-	o	--
Golf	++	+	+	+
Handball	o	--	-	--
Jogging	-	--	-	--
Kegeln	++	+	+	+
Reiten	+	o	+	+
Rudern	++	+	+	o
Schwimmen	++	++	++	++
Segeln	+	+	+	o
Ski Alpin	+	o	-	--
Skilanglauf	++	+	++	+
Squash	-	--	-	--
Tanzen	+	+	o	o
Tauchen	+	+	+	+
Tennis	+	o	+	-
Tischtennis	+	+	+	o
Walking	++	++	++	++
Wandern (Ebene)	++	++	++	++

5.3 Adaptionen der Sportarten an die Belastungen

Zieht man die Mitgliederstatistiken der Vereine (DOSB) heran, so dominiert Fußball in den Mitgliederstatistiken bei den Männern, selbst bei den über 40-Jährigen. Bei den Frauen ist Turnen (Gymnastik) die Top-Sportart. Wegen seiner starken regionalen Organisation in Vereinen und Verbänden tauchen die Sportschützen sehr weit vorne auf, weitere Top-Sportarten sind Tennis und Golf.

Bei den unorganisierten freizeittypischen Sportarten dominieren Wandern/Walking, Radfahren, Jogging und Schwimmen.

Wenn man sich die Verbreitung der Sportarten anschaut, dann sind es im Wesentlichen sieben Sportarten, die von Personen oberhalb der 40 Jahre betrieben werden oder gerne betrieben würden: Fußball, Tennis, Golf, Wandern, Walking, Jogging und Schwimmen. Diese Sportarten werden im Folgenden hinsichtlich ihrer Eignung bei Arthrose näher betrachtet.

Tabelle 7: Eignung ausgewählter Sportarten bei Arthrose

Geringe Belastung auf Knie- und Hüftgelenke	Mäßige Belastung auf Knie- und Hüftgelenke	Deutliche Belastung auf Knie- und Hüftgelenke
Radfahren	Walking	Tennis
Schwimmen (v. a. Rückenschwimmen)	Joggen (weicher Waldboden)	Fußball
Wandern	Golf	

Radfahren und Schwimmen sind für Arthrosepatienten ideal, da sie runde, rhythmische Bewegungen in entlasteter Position (Sitzen, Wasserdruck) beinhalten, die das Gelenk nicht zu stark belasten. Ähnliches gilt für Walking. Aber auch andere Ausdaueraktivitäten wie Wandern in der Ebene, Skilanglauf, Aquajogging und Gymnastik bieten sich sehr gut bei Arthrose an, da diese Bewegungsformen gleichmäßig und rhythmisch sind und somit bei Arthrose bestens geeignet sind.
Auch Golf kann bei Arthrose ausgeübt werden, mit Einschränkung auch Jogging, wobei man hier auf Schuhwerk und Bodenbeschaffenheit besonders achten sollte.

Es gibt jedoch auch einige Sportarten, die man üblicherweise bei Arthrose als völlig ungeeignet erachtet. Dies sind zum Beispiel Fußball und Tennis – beides beliebte Sportarten, die vielen Arthrosepatienten vom Arzt verboten werden.

Der Grund, sich auch mit diesen Sportarten zu befassen, liegt in der Motivation vieler Ballsportler, die bisher lebenslang eine Ballsportart ausgeübt haben und nun wegen ihrer Arthrose plötzlich die Empfehlung erhalten, sanften Sport zu betreiben. In vielen Fällen führt das zum Abbruch des Sporttreibens, da für diese Menschen Sporttreiben ohne Ball undenkbar ist.

Durch Anpassung der Sportart an die individuellen Möglichkeiten und körperlichen Voraussetzungen kann oft auch der Lieblingssport (zum Teil mit Einschränkungen der Regeln) weiter betrieben werden.

Allerdings gibt es bei Ballkontaktsportarten (Fußball, Handball), Sportarten mit hohen Stoßbelastungen (Ski-Alpin, Snowboard) oder Gegnerkontakt (Judo, Karate, Boxen) klare negative Empfehlungen. Durch Fremdeinwirkung des Gegners kommt es oft (auch neben der Arthrose) zu weiteren Verletzungen im Bereich der Sehnen und Bänder, was sich wiederum negativ auf die Arthrose auswirken kann.

Möchte man seine Lieblingssportart weiterhin ausführen, sollte man die gelenkumgebende Muskulatur ausreichend trainiert haben und mit den im Folgenden empfohlenen Modifikationen trainieren. Übungsempfehlungen finden Sie in diesem Buch. Im Anschluss an das Training muss die Gelenkreaktion sorgfältig beobachtet werden. Bei Auftreten von Schmerzen oder Reizungen müssen Pausen eingelegt werden. Bleibt die Reizsituation länger als zwei Tage bestehen und wiederholt sich dies nach mehreren Trainingseinheiten, kann dieser Sport nicht mehr ausgeübt werden und es sollte doch nach einer sanfteren Alternative gesucht werden.

5.3.1 Sportarten mit geringer Belastung auf Knie- und Hüftgelenke

Belastungsreduktion beim Radfahren

Haben Sie eine diagnostizierte Retropatellararthrose, d. h. befindet sich der Knorpelschaden hinter der Kniescheibe, ist das Radfahren weniger geeignet. Ansonsten stellt Radfahren die am meisten empfohlene Sportart für Arthrosepatienten dar.

Die gleichmäßigen, zyklischen Belastungen mit Belastungsreduktion durch die sitzende Position sind optimal für den Nährstoffaustauch im Knie- und Hüftgelenk.

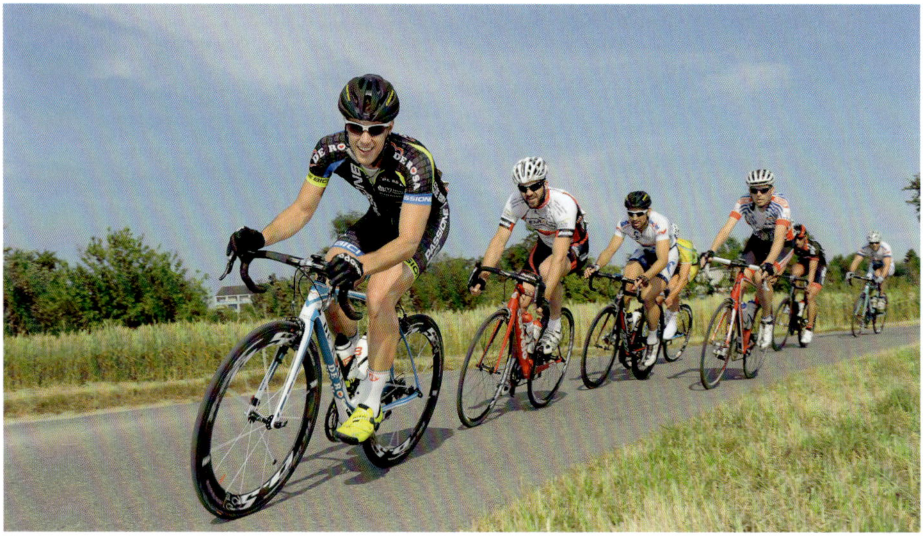

Bild 101: Radfahren (GES-Sportfoto)

Folgende Punkte sollten Sie beachten:

- Bevorzugen Sie Strecken im ebenen Gelände.
- Meiden Sie bergige Strecken. Sollte doch ein kleiner Hügel oder eine Autobahnbrücke auf Ihrem Weg liegen, steigen Sie ab und gehen Sie gemütlich die Steigung nach oben.
- Reduzieren Sie den Widerstand und wählen Sie bevorzugt einen kleineren Gang.
- Treten Sie mit höherer Frequenz: Lieber schneller im leichten Gang als langsam in einem schweren Gang.

Ist die allgemeine körperliche Belastungsfähigkeit reduziert, stellen E-Bikes gute Alternativen dar. Die Unterstützung des Motors sollte jedoch so weit wie möglich vermieden werden, da nur durch aktives Treten in die Pedale eine Anpassung der Muskulatur und des Herz-Kreislauf-Systems erfolgt.

Belastungsreduktion beim Schwimmen

Bewegung im Wasser wird besonders von Menschen mit fortgeschrittener Arthrose als wohltuend empfunden. Der Auftrieb des Wassers vermindert deutlich die Belastung der Gelenke. Sehnen, Bänder, Wirbelsäule und Gelenke werden geschont, die Beweglichkeit verbessert und die Muskeln gelockert. Die Bewegung gegen den Wasserwiderstand stärkt alle Muskeln. Durch die massierende Wirkung werden Haut, Bindegewebe und Muskulatur besser durchblutet. Eine höhere Wassertemperatur von etwa 28 °C trägt zusätzlich zum positiven Empfinden bei.

Folgende Punkte sollten Sie beachten:

- Brustschwimmen oder Rückenschwimmen mit Brustbeinschlag ist aufgrund der Spreizbewegung der Beine und Rotation im Kniegelenk bei Knie- und Hüftarthrose weniger zu empfehlen. Besser geeignet ist der Kraulbeinschlag.
- Besonders geeignet sind Wassergymnastik, Aquajogging und Aquacycling. Sie werden von nahezu jedem Schwimmbad als Kurse in Gruppen angeboten.

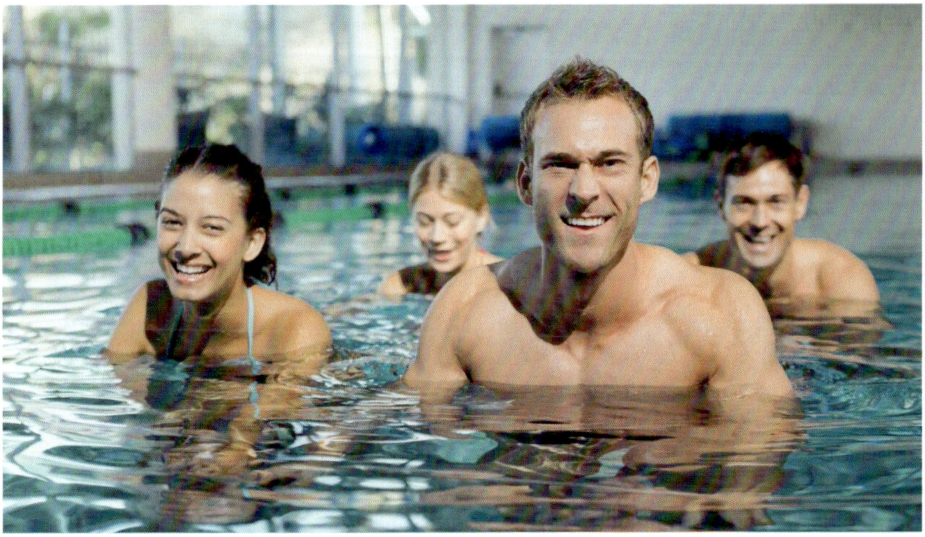

Bild 102: Bewegung im Wasser (Foto wavebreakmedia/shutterstock)

Belastungsreduktion beim Wandern

Wandern in der Natur trägt sehr zur Steigerung des allgemeinen Wohlbefindens bei. Zu empfehlen ist das Wandern in der Ebene, vor allem auf weichen Waldböden. Beim Wandern in den Bergen sollten durch Wanderstöcke die auftretenden Belastungen v. a. beim Bergabgehen gedämpft werden. Ebenso bieten die Stöcke auch Sicherheit beim Gehen auf unebenem Gelände.

Folgende Punkte sollten Sie beachten:

- Mit Hilfe von geeignetem Schuhwerk mit weicher, puffernder Sohle wird die Belastung der Gelenke reduziert.
- Beginnen Sie langsam. Fangen Sie zunächst mit einer Wandertour von ein bis zwei Stunden an und beobachten Sie danach die Reaktion Ihres Gelenks. Zeigt sich keine Reaktion wie Schwellung, Erwärmung oder Schmerz können Sie beim nächsten Mal die Wanderzeit erhöhen.

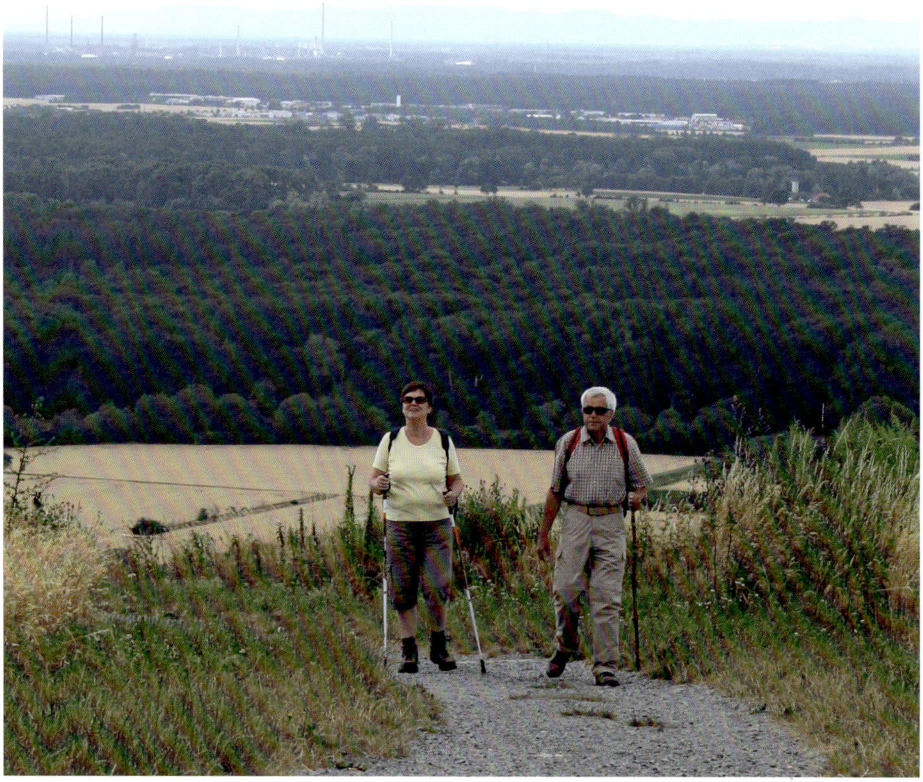

Bild 103: Wandern

5.3.2 Sportarten mit mäßiger Belastung auf Knie- und Hüftgelenke

Möchte man seine bevorzugte Sportart weiter ausführen, eignet sich diese jedoch nicht so gut bei Arthrose, sollte man auf jeden Fall einige Grundregeln zum Schutz der Gelenke beachten.

- Bevor man wieder mit seinem Sport beginnt, sollte man ein dreimonatiges Kräftigungstraining für die Beinmuskulatur durchführen.
- Übertreiben Sie nicht mit der Belastung. Beginnen Sie langsam, beobachten Sie die Reaktionen des Gelenks und steigern Sie dann vorsichtig.
- Gut sitzende, qualitativ hochwertige Schuhe mit weichen Sohlen reduzieren die Belastung auf die Gelenke.
- Pausieren Sie bei Schwellung, Überwärmung und Schmerzen, bis sich das Gelenk wieder regeneriert hat.

Belastungsreduktion beim Walken

Eine richtig ausgeführte Grundtechnik ist unerlässlich, um positive Auswirkungen auf die Gelenke zu verspüren. Besonders einfach lässt sich die A.L.F.A.-Technik erlernen, die von der International Nordic Fitness Organisation (INFO) entwickelt wurde. Sie dient dazu, Körperhaltung, Stockeinsatz und Bewegungskoordination zu verbessern.

Die 4 Grundmerkmale der A.L.F.A.-Technik sind:

A – Aufrechte Körperhaltung

L – langer Arm

F – flacher Stock

A – Angepasste Schrittlänge

Die Druckentlastung des Gelenks durch Nordic Walking-Stöcke ist heftig umstritten. Es wird jedoch bei guter Technik eine Harmonisierung des Gangbildes durch die Stöcke angenommen.

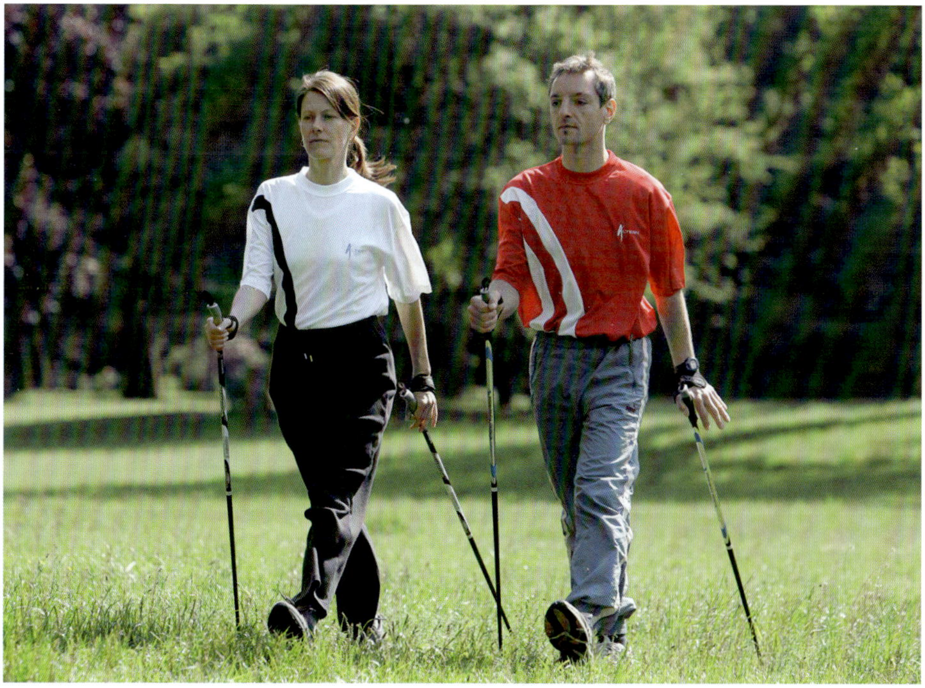

Bild 104: Walking (GES-Sportfoto)

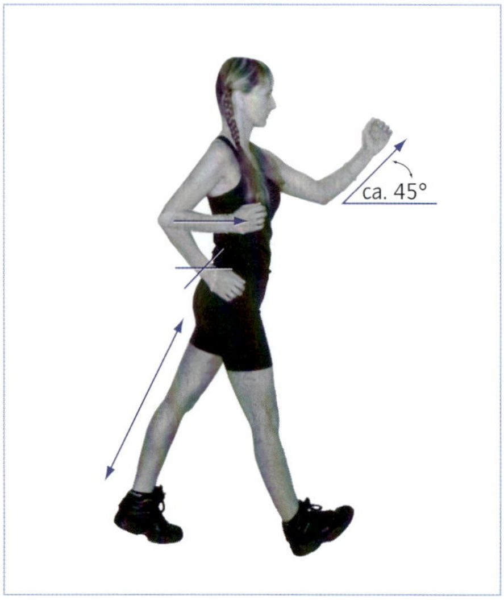

Bild 105: Körperhaltung beim Walken (Buchbauer & Kling, 2007)

Folgende Punkte sollten Sie beachten:

- Achten Sie auf die richtige Technik beim Walking. Sportvereine und Volkshochschulen bieten jederzeit Nordic-Walking-Kurse an.
- Gutes Schuhwerk mit puffernden Absätzen reduziert die Belastung auf die Gelenke.
- Beginnen Sie langsam, walken Sie zunächst 20–30 Minuten und beobachten Sie, wie Ihr Gelenk auf die Belastungen reagiert.
- Auch Männer können sich an die Sportart Walken herantrauen, am besten in einer Gruppe oder mit der Partnerin.

Belastungsreduktion beim Joggen

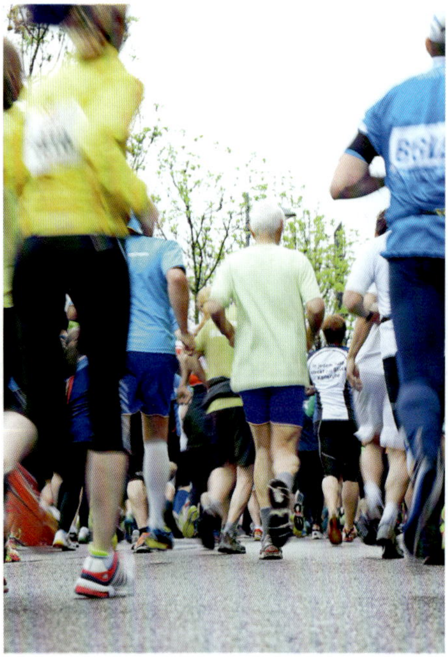

Bild 106: Joggen (GES-Sportfoto)

Haben Sie Ihre Beinmuskulatur mit den in diesem Buch vorgestellten Übungen oder in einem Fitnessstudio/einer Physiotherapieeinrichtung ausreichend gekräftigt, können Sie wieder mit dem Joggen beginnen.

Folgende Punkte sollten Sie beachten:

- Joggen Sie nicht auf Asphalt, sondern bevorzugen Sie weiche Waldböden.
- Wählen Sie zu Beginn ein langsames Tempo. Vertragen Sie dieses und zeigt sich keine Schwellung und treten keine verstärkten Schmerzen auf, kann das Tempo bei der nächsten Trainingseinheit gesteigert werden. Generell gilt, dass bei einem langsameren Tempo die Stöße beim Auftreten besser durch die

Muskulatur kompensiert werden können und dieses für Personen mit Knie- oder Hüftbeschwerden besser geeignet ist.

- Lassen Sie sich beim Schuhkauf beraten und wählen Sie ein Schuhwerk mit möglichst weicher, dicker und dämpfender Sohle.
- Lassen Sie wenn möglich eine Laufbandanalyse durchführen. Hier erfahren Sie, wie Sie Ihren Laufstil anpassen können, so dass die Belastung auf die Knie- oder Hüftgelenke reduziert wird, und erhalten gegebenenfalls eine Einlagenversorgung.

Belastungsreduktion beim Golf

Bewegung hat einen positiven Effekt auf den Stoffwechsel der Gelenke. Beim Golf geht man während eines Spiels Strecken von bis zu 7 Kilometern auf weichem Gras. Gehen ist eine sehr geeignete Bewegungsform, da keine hohen Stoßbelastungen („high-impacts") auftreten. Zudem kann der Schläger beim Gehen als

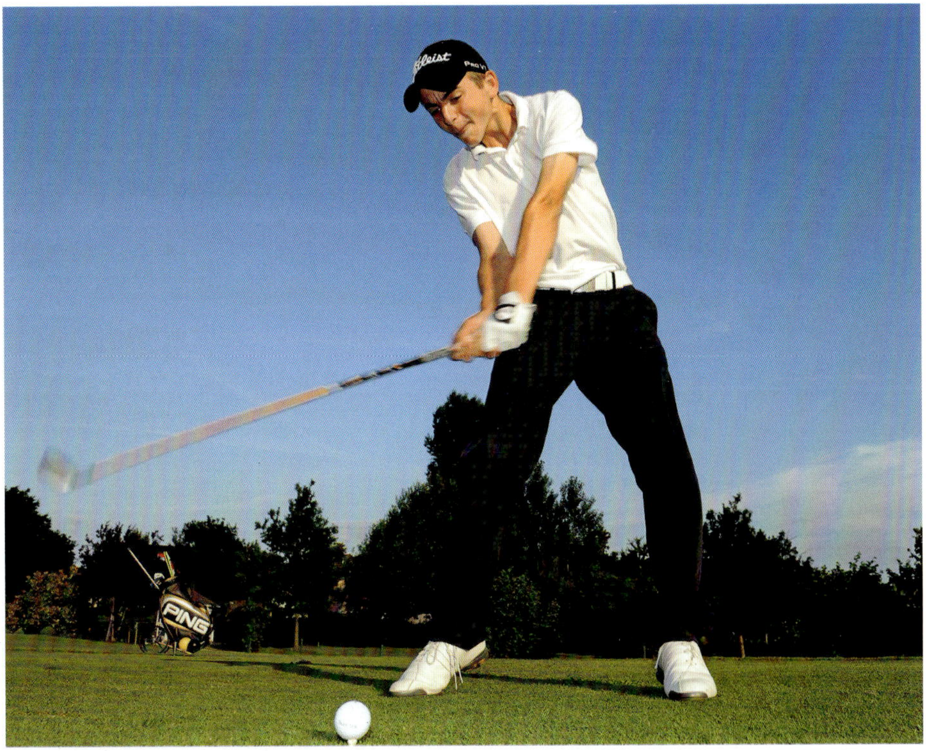

Bild 107: Golf (GES-Sportfoto)

Stütze wie ein Spazierstock eingesetzt werden, was wiederum zu einer Entlastung der Knie- und Hüftgelenke führt. Das Verletzungsrisiko beim Golfen ist minimal.

Das Schwingen des Schlägers hingegen führt zu unerwünschten Rotationen und starken Drehkräften im Kniegelenk. Beherrscht man die Technik und führt den Schwung sauber aus, spricht nichts dagegen, diesen Sport auch mit Arthrosebeschwerden durchzuführen. Ist die körperliche Verfassung und vor allem die Beweglichkeit in der Wirbelsäule ausreichend vorhanden, können die Rotationen so weit wie möglich über den Rumpf kompensiert und damit die Belastung auf Knie und Hüfte reduziert werden. Liegt jedoch zusätzlich zu den Knie- oder Hüftproblemen eine verminderte Beweglichkeit der Brustwirbelsäule vor, muss die fehlende Beweglichkeit bei Drehungen von der Knie- und Hüftachse kompensiert werden. Dies hat zur Folge, dass sich im Standbein vor allem im Kniegelenk Scherkräfte und negative Belastungen ergeben.

Folgende Punkte sollten Sie beachten:

- Trainieren Sie die Beweglichkeit Ihrer Brustwirbelsäule (s. Übung B29 und B30).
- Wählen Sie Schuhe mit dämpfender Sohle und Gumminoppen. Der Fuß kann so mitdrehen und bleibt nicht starr im Boden stecken, was die Rotationen im Kniegelenk reduziert.
- Stellen Sie die Füße nicht parallel, sondern drehen Sie die Fußspitzen etwas nach außen. Dadurch wird der Anpressdruck im Kniegelenk reduziert und das Knorpelgewebe geschont.
- Verspüren Sie während dem Spiel Schmerzen, sollten Sie vorher abbrechen und die Runde nicht mehr zu Ende spielen.

5.3.3 Sportarten mit deutlicher Belastung auf Knie- und Hüftgelenke

Belastungsreduktion beim Tennis

Tennis ist aufgrund der vielen schnellen Richtungs- und Tempowechsel und abrupten Stopps (Stop-and-Go-Belastungen) vom Deutschen Sportärzteverband als eine eher ungeeignete Sportart bei Knie- und Hüftarthrose eingeordnet. Dennoch gibt es auch hier viele Modifikationen, welche die Belastung auf die Gelenke reduzieren und diesen Sport auch mit Gelenkbeschwerden des Knies oder der Hüfte möglich machen. Wenn es gelingt, die Belastung dem Gelenkzustand anzupassen, die Bewegungen rund und rhythmisch zu gestalten, kann Tennis auch bei Gelenkprob-

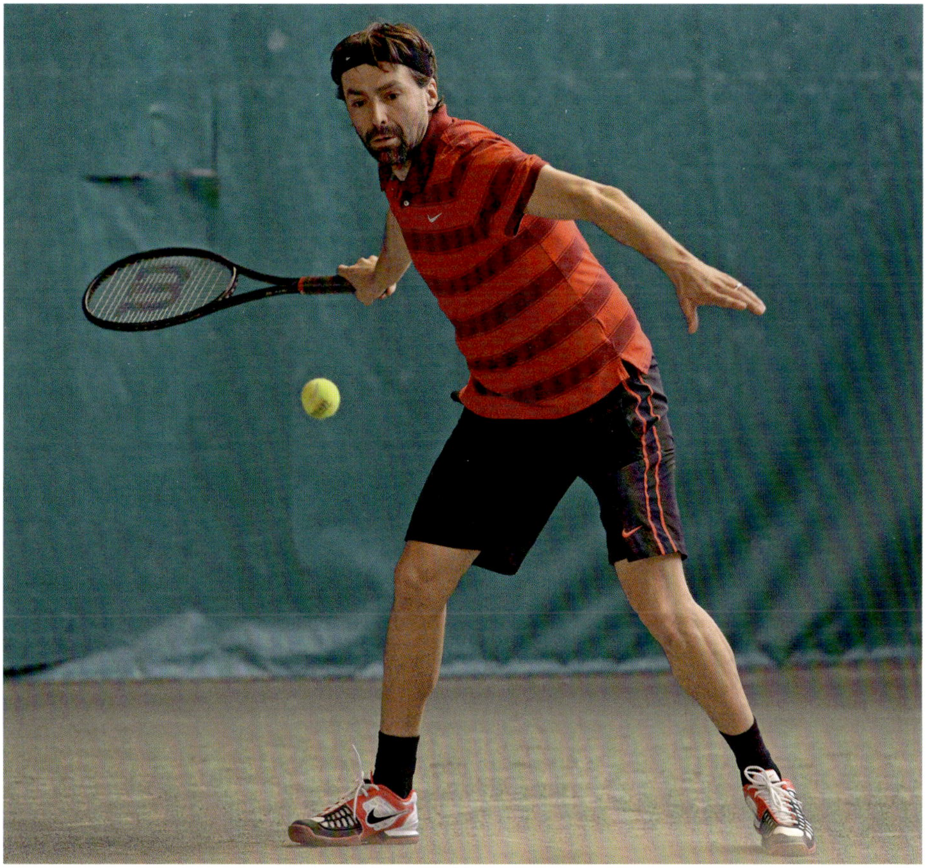

Bild 108: Tennis (GES-Sportfoto)

lemen sehr positiv sein. Dies gelingt natürlich deutlich leichter, wenn bereits vor Beginn der Beschwerden ein sehr harmonischer Bewegungsablauf erlernt wurde.

Die größte Gelenkbelastung wird durch den Boden bestimmt. Ein Hartplatz stellt die größte Herausforderung für die Gelenke dar, gefolgt von der Halle (je nach Bauart) und Gras. Am günstigsten für die Gelenke ist der in Europa favorisierte Sandplatz, da hier die Stoßbelastungen beim Auftritt und Richtungswechsel deutlich reduziert sind. Gleichzeitig verringert kontrolliertes Rutschen die erhöhte Belastung, welche beim Stoppen auf die Kniegelenke wirkt.

Durch eine Veränderung des Spielfeldes auf ein kleines Feld (ohne Außenfelder) können die gelenkbelastenden Bewegungen reduzieren werden. Beim sogenannten „Tennis Motion" werden zudem die ersten beiden Meter direkt hinter dem Netz als Tabuzone erklärt. So werden einerseits die Stopps, andererseits die extreme Bewegung nach außen mit Richtungswechsel stark vermindert und so die Belastung auf die Gelenke reduziert. Im Jugendtennis hat es sich bereits durchgesetzt, den Platz für die jungen Spieler anzupassen. Spielfluss und Spaß haben dadurch deutlich zugenommen.

Die Technik muss mit Rücksicht auf den vorgeschädigten Gelenkknorpel angepasst werden. Abrupte Stopps, tiefe Kniebewegungen und Rotationsbewegungen des Kniegelenks sollten aus Rücksicht auf den Knorpel vermieden werden. Die Technik sollte hierbei von Schlag- auf Schwung-Technik umgestellt werden, da sich dadurch die Belastungen in den Gelenken reduzieren.

Spielen im Doppel reduziert die Laufwege und das abrupte Bremsen/Beschleunigen.

Auch das Training selbst kann an die veränderten Bedingungen durch eine Arthrose angepasst werden. Dazu eignen sich vor allem rhythmische, gleichmäßige Bewegungen mit Hilfe einer Ballmaschine, wobei bestimmte Muskelgruppen wie z. B. die Beinmuskulatur besonders trainiert werden.

Wie beim Golf ist auch beim Tennis auf eine ausgleichende Funktionsgymnastik zu achten, welche die Beweglichkeit der Brustwirbelsäule sowie eine Kräftigung der Bein- und Rumpfmuskulatur beinhaltet.

Folgende Punkte sollten Sie beachten:

- Einen speziellen Arthrose-Schuh für den Tennissport gibt es bis dato nicht. Der Tennissport erfordert beim Sportschuh eine hohe Stabilität für die sportspezifische Belastung. Besonders wird diese gewährleistet durch eine sehr gute Fassung des Fußes im Fersenbereich. Der Aufbau der Sohle soll einen dämpfenden Charakter haben. Hierdurch wird die Stoßbelastung der Gelenke erheblich reduziert. Die Dämpfung darf jedoch die Stabilität des Fußes bei den Richtungswechseln nicht beeinträchtigen. Hier ist also ein Kompromiss zu finden.
- Der Tennisschläger muss den Möglichkeiten des Spielers angepasst sein. Allzu oft werden Turnierschläger gewählt, obwohl die spielerischen Fähigkeiten weit von diesem Niveau entfernt sind. Wird der Ball bei einem Turnierschläger nicht im optimalen Bereich getroffen, entstehen hohe Belastungen in der Gliederkette des Arms. Gleichzeitig wird der rhythmische Bewegungsablauf Hüfte-Knie-Fuß erheblich gestört.
- Einen ähnlichen Effekt löst die Wahl der falschen Besaitung oder insbesondere eine zu hohe Bespannungshärte aus. Bei beidem wird die optimale Trefffläche reduziert und gleichzeitig aber auch die Belastung auf den Arm erhöht. Wählen Sie als Hobby-Spieler eher geringere Bespannungswerte der Saiten.

- Die wichtigste Rolle bei der Gelenkbelastung spielt die Schlagtechnik. Hier gibt es eine riesige Auswahl an Möglichkeiten, die Belastung eines einzelnen Gelenkes zu reduzieren.
- „Schwung nicht Schlag" heißt die oberste Devise. Spielen Sie mit runden und rhythmischen Bewegungen statt mit Kraft.
- Befindet sich der arthrotische Defekt an der Kniescheibe, versuchen Sie, tiefe Kniebeugungen zu vermeiden. Durch ein leichtes Absinken des Schlägerkopfes kann man die fehlende Kniebeugung kompensieren und dennoch gut unter den Ball kommen.
- Befindet sich der Knorpelschaden im inneren oder äußeren Bereich des Kniegelenks, vermeiden Sie Rotationen und Drehbelastungen. Dies kann die Arthrose des Knies aktivieren und Entzündungen hervorrufen. Bauen Sie die Hauptdrehung aus der Brustwirbelsäule auf und halten Sie Knie und Rumpf stabil.

Belastungsreduktion im Fußball

Beachtet man einige Regeln, kann auch mit Arthrose weiterhin Fußball gespielt werden. Training in einer Altherrenmannschaft ohne Zweikampfsituationen auf einem

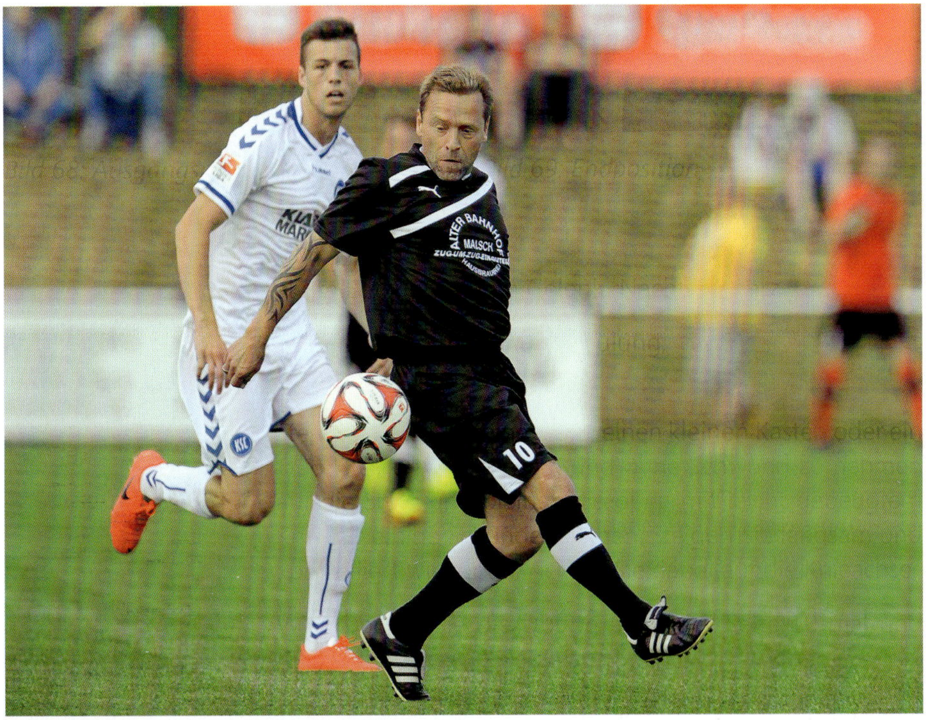

Bild 109: Fußball (GES-Sportfoto)

guten Rasenplatz toleriert auch ein Knie- oder Hüftgelenk mit einer fortgeschrittenen Arthrose. Ungeeignet ist Fußball in der Halle oder auf harten Sandplätzen.

Spielen Sie in einer Mannschaft und möchten Sie weiterhin an Spielen teilnehmen, sollten Sie während der Woche zwei Trainingseinheiten durchführen. Zusätzlich sollten die in diesem Ratgeber vorgestellten Übungen zur Verbesserung der Kraft und Koordination mindestens einmal wöchentlich durchgeführt werden. So ist Ihr Knie- oder Hüftgelenk ausreichend vorbereitet, um ein Spiel durchzustehen. Falls Sie Schmerzen verspüren, zögern Sie nicht und lassen Sie sich auswechseln. Als Spielposition eignet sich am besten die Position des Innenverteidigers. Diese ist am laufärmsten und die Position mit den wenigsten direkten Zweikämpfen.

Folgende Punkte sollten Sie beachten:

- Beginnen Sie langsam und mit kürzeren Trainingseinheiten. Beobachten Sie die Reaktionen des Knie- oder Hüftgelenks. Zeigt sich keine Schwellung und haben Sie keine Schmerzen bzw. verschwinden diese spätestens am zweiten Tag, können Sie langsam steigern.
- Vermeiden Sie Zweikämpfe. Vor allem in Zweikampfsituationen kommt es zu Verletzungen der Bänder oder Sehnen in Fuß oder Knie. Solche zusätzlichen Verletzungen sollten Sie unbedingt vermeiden, da sie den Verlauf der Arthrose ungünstig beeinflussen.
- Stopp-and-Go-Belastungen und Training auf dem Kleinfeld ist für Arthrosepatienten ungeeignet.
- Bei den Schuhen sollten Sie statt Stollen Noppen wählen. So kann sich der Fuß besser mitbewegen und bleibt nicht starr im Boden, was die Rotationen und Scherkräfte im Kniegelenk reduziert.

6 Was ich schon immer über Arthrose wissen wollte

6.1 Wie entsteht Arthrose?

Die Arthrose kann unterschiedliche Ursachen haben: mechanische, entzündliche und biochemische Ursachen.
Eine Gelenkschädigung entsteht in der Regel, wenn die von außen einwirkenden Kräfte und Belastungen stärker sind als die individuelle Belastbarkeit des Knorpels.

Arthrose = Missverhältnis von Belastung und Belastbarkeit des Gelenks

Unterschiedliche Faktoren können für die Entstehung einer Arthrose verantwortlich sein:

- Fehlstellungen des Gelenks/mechanische Achse (O- oder X-Beine, Hüftdysplasie)
- Unfallverletzungen (z. B. Gelenkbruch, Kreuzbandriss, Meniskusschaden)
- Gelenkentzündungen (z. B. Rheumatoide Arthritis)
- Stoffwechselstörungen des Gelenks (Diabetes, Gicht)
- Durchblutungsstörungen (Hüftkopfnekrose)
- Kindliche/Jugendliche Gelenkerkrankungen
- Familiäre Anlage
- Primäre Arthrose (Minderwertigkeit des Knorpels mit unbekannter Ursache)
- Vermehrte Gelenkbeanspruchung durch Übergewicht, schwere körperliche Arbeit oder Leistungssport

Bestimmte Gelenkfehlstellungen können zur Überlastung und damit Schädigung des Gelenkknorpels führen. Bei einer starken O-Bein-Stellung des Kniegelenks wird die Innenseite des Kniegelenks deutlich stärker belastet, der Knorpel kann darunter leiden. Bei einer X-Bein-Stellung ist dies ähnlich – jedoch treten Knorpeldefekte an der Außenseite des Knies auf. Kommt es durch die Fehlstellung bedingt zu Schmerzen und Beschwerden, kann die Gelenkachse durch einen operativen Eingriff begradigt und funktionell verbessert werden.
Die schlechte knöcherne Überdachung des Hüftkopfes (Hüftdysplasie), ist eine häufige Ursache der Hüftarthrose. Die Überbelastung des Hüftgelenks entsteht

dadurch, dass die Belastung des Gelenks von einer viel kleineren Fläche als normal aufgefangen wird, was zu hohen Druckwerten führen kann. Wird sie frühzeitig entdeckt, kann sie wirkungsvoll therapiert werden. Die Ultraschalluntersuchung der Neugeborenen hat hier stark dazu beigetragen. Wird die Hüftdysplasie erst später entdeckt, kann man häufig durch operative, knöcherne Eingriffe die schlechte Überdachung des Hüftgelenks verbessern.

Verletzung des Gelenks wie z. B. der Riss des vorderen Kreuzbandes am Knie mit einer begleitenden Instabilität des Gelenks erhöhen das Arthrose-Risiko. Liegt nach dem Unfall eine Instabilität des Kniegelenks vor, sollte diese operativ durch eine Kreuzbandplastik beseitigt werden, um die Funktion des Kniegelenks wiederherzustellen und das Arthroserisiko zu reduzieren. Nach einer Operation an Knie- oder Hüftgelenk ist es wichtig, eine optimale Wiederherstellung des Funktionszustandes zu gewährleisten. Durch gezielte Physio- und Trainingstherapie sowie ein regelmäßig durchgeführtes Heimtraining lässt sich die optimale Gelenksituation so weit wie möglich wiederherstellen.

Bestimmte Gelenkerkrankungen können im Verlauf zur Arthrose führen: Die häufigste ist Rheuma. Die Entzündung der Gelenkinnenhaut geht auf den Knorpel über und führt zu Zerstörungen des Gelenks.

Durch **Stoffwechselstörungen** kommt es zu einer schlechteren Nährstoffversorgung und Veränderungen in den Knorpelzellen. Der Knorpel wird verändert, rissig und brüchig.

Durchblutungsstörungen haben viele Ursachen, sind jedoch meist durch Zivilisationsfaktoren wie Rauchen, hohen Alkoholkonsum oder hohe Blutfettwerte sowie medikamentös (Cortison) bedingt. Im Verlauf kann es hierbei zu einem Einbruch der Gelenkoberfläche, z. B. des Hüftkopfes (Hüftkopfnekrose), kommen.

Kindliche/jugendliche Gelenkerkrankungen können ebenfalls zu einer Arthrose in späteren Jahren führen, wenn sie nicht komplett ausgeheilt sind.

Eine Arthrose ist keine Erbkrankheit. Dennoch spielt die Genetik, also die **familiären Anlagen**, eine Rolle, wenn es sich um die Vererbung von begünstigenden Risikofaktoren wie Gicht, Rheuma und Diabetes handelt. Des Weiteren werden Bein- und Hüftfehlstellungen vererbt.

Es gibt Formen der Arthrose, bei denen wir die Ursache nicht kennen. Diese werden **primäre Arthrose** genannt. Aus unbekanntem Grund ist der Knorpel nicht so widerstandsfähig und nutzt sich schneller ab.

Hohe Gelenkbelastungen entstehen bei Leistungssportlern und bei Arbeiten mit hohen Gewichten oder in Zwangshaltungen. Jedes zusätzliche Kilogramm Körper-

gewicht bedeutet eine Mehrbelastung des Kniegelenks von drei bis fünf Kilogramm und führt zu einem schnelleren Abrieb des Knorpelgewebes.
Übergewicht lässt sich nur durch die Kombination aus Ernährungsumstellung und Bewegung reduzieren. Leider ist insbesondere in fortgeschrittenen Arthrose-Stadien der Schmerz so ausgeprägt, dass sich die Bewegung im erforderlichen Maße nicht mehr verwirklichen lässt. Hier beginnt dann der fatale Kreislauf aus noch weniger Bewegung und noch mehr Gewicht. Für die Anfangsstadien stellt die Bewegung jedoch eine hervorragende Lösung zur Prävention (Vorbeugung) dar. Aber auch bei bereits manifestierter Arthrose lässt sich durch Bewegung die Gelenkbelastung reduzieren und Übergewicht reduzieren.
Überbelastung im Beruf ist als Arthroserisiko bekannt. Beim Knie sind es vor allem Tätigkeiten, die in gebeugter Stellung des Kniegelenks mit hohen Gewichten getätigt werden (Fliesenleger, Kaminbauer, Bergbauer). Für diesen Effekt geht man von einer kumulativen Einwirkungsdauer von 13 000 Stunden Arbeit in tiefer, gebeugter Position aus. Durch die einseitige Belastung wird der Gelenkdruck über lange Zeit hinweg verstärkt und kann zur Arthrose führen (Van Dijk et al., 2006). Ebenso führen sitzende Tätigkeiten zu einer schlechteren Ernährungssituation im Gelenk. Fehlt der Ausgleich durch Bewegung kann es zu verstärktem Knorpelabrieb im Gelenk kommen.
Sport wird immer wieder als mögliche Ursache zur Entstehung der Arthrose diskutiert. Fest steht, dass Verletzungen und anschließend hohe Belastung eines funktionell nicht einwandfrei funktionierenden Gelenks zu Arthrose führen können. Nicht bewiesen ist jedoch, dass hohe Belastungen zum Verschleiß des gesunden Gelenkes führen.

6.2 Diagnosemöglichkeiten der Arthrose

Zur Diagnosesicherung dient die moderne Bildgebung wie Röntgen und MRT.

Röntgen

Das Röntgen nimmt unverändert eine führende Rolle bei der Diagnosestellung der Arthrose ein. Beim „konventionellen" Röntgen werden Röntgenstrahlen gezielt auf das zu untersuchende Gelenk gerichtet. Durch die Strahlen wird ein Bild erzeugt, das sich auf photographischem Film oder inzwischen auch häufig digital auf dem Bildschirm festhalten lässt. Die Strahlenbelastung des Körpers konnte in den letzten Jahrzehnten durch technische Veränderungen drastisch reduziert werden.

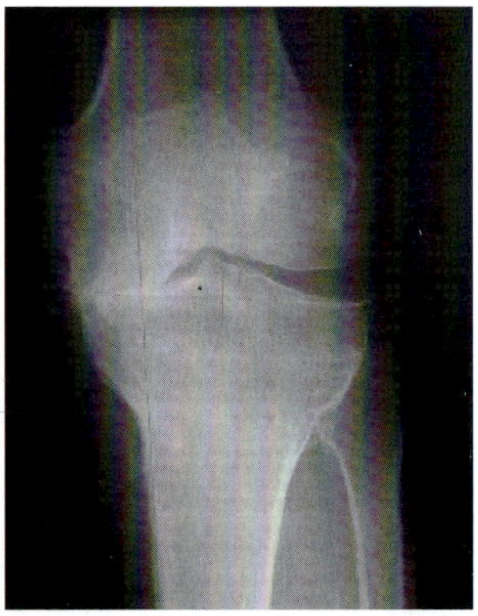

Bild 110: Röntgen Kniegelenk im Stehen

Unter Belastung berühren sich die beiden Knochen (Ober- und Unterschenkel) auf der Innenseite des Gelenks: Ein eindeutiger Hinweis, dass hier kein Knorpel mehr vorhanden ist (schwere Arthrose).

(Röntgenbild freundlicherweise zur Verfügung gestellt von Prof. Sell, Neuenbürg)

Der Knochen kann im Röntgenbild hervorragend abgebildet werden. Der Knorpel stellt sich nur indirekt als Schicht zwischen den beiden knöchernen Gelenkpartnern dar. Zur Arthrose-Diagnose werden gerne Belastungsaufnahmen eingesetzt: Beim Kniegelenk eignet sich hierzu die Aufnahme im Stehen. Durch die natürliche Belastung des Stehens werden die beiden knöchernen Gelenkpartner unter Druck gesetzt und der verbleibende Knorpelanteil stellt sich indirekt gut dar als der Restspalt zwischen den knöchernen Gelenkpartnern.

Ist das Röntgen wirklich notwendig?

Durch die Untersuchung gewinnt der Arzt wertvolle Hinweise für die Erkrankung. Um die Diagnose zu bestätigen, andere Erkrankungen auszuschließen und auch um Hinweise auf das Stadium der Erkrankung zu erhalten, ist die Röntgenuntersuchung nicht ersetzbar.

MRT (Magnetresonanztomographie, Kernspintomographie)

Das MRT stellt das modernste, bildgebende Diagnoseverfahren dar, das im Routinebetrieb eingesetzt wird. Hierbei wird die magnetische Eigenschaft von Wasserstoffatomen (der Mensch besteht zu ca. 80% aus Wasser) für die Erstellung von Bildern genutzt. Die Atome werden aktiviert und die hierbei freigesetzte Energie in Bilder umgewandelt. Nebenwirkungen der Methode sind bisher nicht bekannt.

Ist die MRT-Untersuchung wirklich notwendig?

Eine MRT-Untersuchung ist erst sinnvoll, wenn sich die wichtigen Fragen nicht mit einem Röntgenbild beantworten lassen. Beginnende Arthrose-Stadien können mit

Hilfe von MRT besser erkannt werden als mit Röntgen. Insbesondere stellen sich Begleitverletzungen wie z. B. Meniskusläsionen, Kreuzbandverletzungen etc. gut dar.

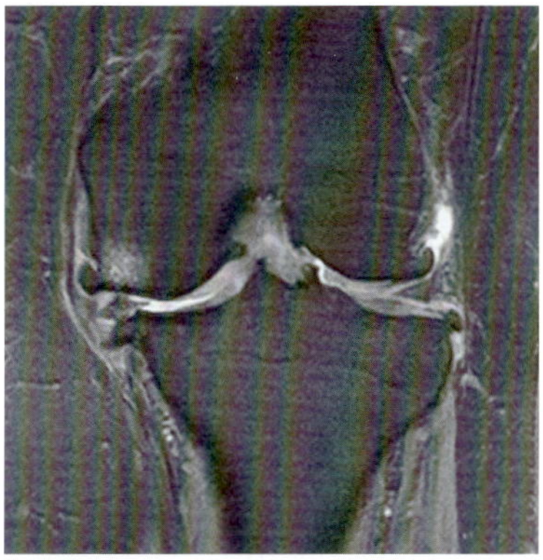

Bild 111: MRT Knie: schwere Arthrose, Knorpelschwund, Knochenanbaureaktionen der Arthrose (Osteophyten), Knochenödem

Abb. 112A/B: MRT Hüfte: schwere Arthrose, Knochenödem in Hüftkopf und Pfanne, Knorpelschwund.

(Freundlicherweise zur Verfügung gestellt von Dr. Grieser, Bad Wildbad)

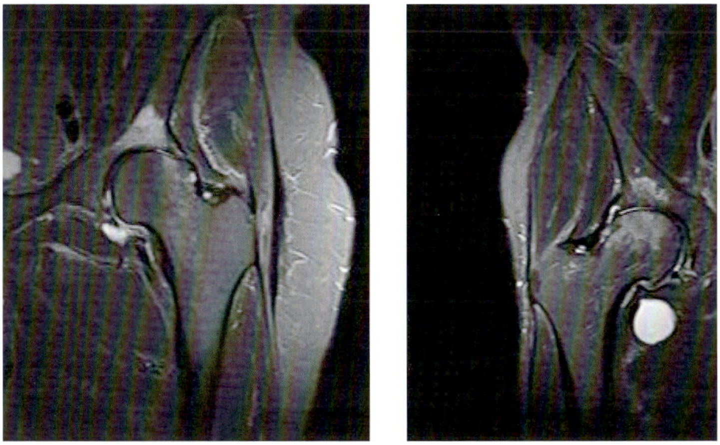

Funktionelle Verfahren (Sportorthopädie/Biomechanik/Physiotherapie)

Über die moderne Bildgebung hinaus sind biomechanische und vor allem funktionelle Daten wichtig, um den aktuellen Funktionsstatus des Gelenks besser einordnen und die funktionelle Therapie darauf aufbauen zu können.

Bei der Bewertung der Hüft- und Kniefunktion werden Schmerz, Gehvermögen, Zustand der Muskulatur und Gelenkbeweglichkeit beurteilt.

- Schmerz (von schmerzfrei bis sehr stark)
- Gehvermögen (von normalem Gangbild bis unmöglich)
- Zustand der Muskulatur (Abnahme des Muskelumfangs, Kraftstatus)
- Gelenkbeweglichkeit (passive und aktive Beweglichkeit in die verschiedenen Richtungen)

Weitere Untersuchungen können in Einrichtungen mit einem speziellen biomechanischen Labor durchgeführt werden, wie z. B. bei Sportorthopäden, Physiotherapeuten und Sportinstituten mit einer speziell ausgerichteten Sportmedizin.

Übersicht der funktionellen Verfahren

- Funktionelle Muskelanalyse
- Komplexe Ganganalyse
- Erfassung der Gelenkkoordination/Propriozeption des Gelenks
- Funktionsanalyse benachbarter Gelenke
- Gelenkbelastungsanalyse/Belastung der einzelnen Gelenkanteile

Muskelanalyse
Der Trainingszustand der gelenkübergreifenden Muskulatur spielt eine wichtige Rolle bei der Funktion, Stabilisierung und auch Entlastung des Gelenks. Die genaue Analyse deckt Defizite der Muskeln auf. Durch Untersuchung der Muskulatur können im Vergleich zur anderen Seite oder auch generell Hinweise für das Trainingskonzept des Gelenks gegeben werden, wie z. B. welche Muskeln bevorzugt aufgebaut werden müssen und ob eher Kraft oder Stabilisierung wichtig ist.

Komplexe Ganganalyse
Bei der Gang- oder Laufanalyse wird das Gang- oder Laufbild analysiert: Wie wird abgerollt, sind die Beine gestreckt oder wie weit werden sie gebeugt und wird ein Bein mehr belastet als das andere? Dadurch können Erkenntnisse über Belastungsspitzen, Ursachen von Schmerzzuständen, Muskelverläufe und Bewegungseinschränkungen gewonnen werden, um so die Belastung zu reduzieren und die Leistung zu verbessern.

Erfassung der Gelenkkoordination/Propriozeption des Gelenks
Die Gelenkkoordination (auch Propriozeption genannt) ist typischerweise bei Gelenkerkrankungen wie der Arthrose gestört. Diese Störung führt gleichzeitig zum Fortschreiten der Arthrose. Durch einfache Tests wie einbeinigem Stehen auf einer Seite mit geschlossenen Augen kann diese Gelenkkoordination überprüft werden.

Funktionsanalyse benachbarter Gelenke
Durch die Überprüfung der Funktionen der benachbarten Gelenke können Rückschlüsse auf die Arthrose und ihre Stadien geschlossen werden. Durch die Störung des Gesamtablaufs der Funktionskette werden Belastungen auf benachbarte Gelenke erhöht und eine Verschlechterung im Gelenkmuster kann entstehen.

Gelenkbelastungsanalyse/Belastung der einzelnen Gelenkanteile
Durch eine Überprüfung des Gelenkes unter Belastung (z. B. beim Laufen) lassen sich Rückschlüsse auf die Gelenkwinkelverläufe in der Dynamik und die dabei entstehenden Kräfte gewinnen. Überlastungspunkte werden dabei grafisch aufgezeigt.

6.3 Prävention und Therapie der Arthrose

Der Alltag mit einem arthrotischen Gelenk zeigt, dass es unterschiedliche Phasen gibt: In der stummen Phase ist das Gelenk ruhig, es treten keine Schmerzen auf und es bilden sich kein Erguss und keine Schwellung der Kapsel.
Das gleiche Gelenk kann jedoch in einen Reizzustand übergehen. Die Auslöser können ganz unterschiedlich sein: Überbelastung, falsche Bewegungsmuster oder andere äußere Einflüsse. Das Gelenk reagiert dann mit einer Entzündung: es schmerzt, schwillt an, die Belastungsfähigkeit sinkt deutlich und vieles wird zur Qual. Dieser Reizzustand des Gelenks kann bei unterschiedlich ausgeprägter Knorpelschädigung auftreten und setzt nicht obligatorisch ein komplett zerstörtes Gelenk voraus.
Das Ziel ist es, das Gelenk in stummen Phasen zu bewahren und Reizzustände zu vermeiden.

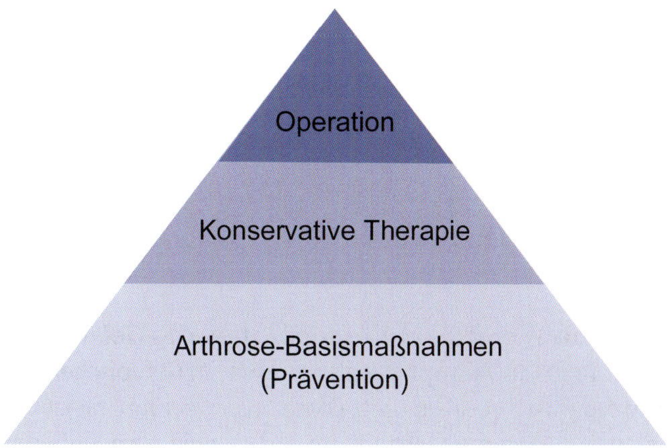

Abbildung 5: Behandlungspyramide bei Arthrose

Die Behandlung einer Arthrose beginnt zuerst mit **präventiven Arthrose-Basismaßnahmen** zur Vermeidung eines Fortschreitens der Arthrose und zur Linderung bereits bestehender Beschwerden.
Durch eine Erhöhung der Aktivität im Alltag werden die Versorgung des Gelenks und der Austausch von Nährstoffen und Stoffwechselprodukten gewährleistet. Gezielte Bewegung hilft beim Aufbau der gelenkstabilisierenden Muskulatur (s. Übungen dieses Ratgebers sowie Empfehlungen zu geeigneten Sportarten). Eine Reduktion des Körpergewichts führt zu einer Verminderung der Gelenkbelastung um das 3- bis 5-fache. Mit Hilfe von angemessenem Schuhwerk mit stoßdämpfenden Absätzen kann die Gelenkbelastung ebenfalls reduziert werden. Achten Sie auch auf Ihre Ernährung: viel Gemüse, Obst und Fisch unterstützen den Gelenkhaushalt positiv und vermeiden entzündliche Prozesse im Körper.

Die **konservative Therapie** bildet die nächste Stufe auf der Behandlungspyramide der Arthrose und umfasst ein sehr großes Spektrum an Behandlungsmöglichkeiten. Die wichtigsten sind die Physiotherapie, die physikalische Therapie, Medikamententherapie, Hilfsmittel (z. B. Stöcke, Schuhabsätze, Schienen, Bandagen und Orthesen), Akupunktur, Arthrotechnologie und alternative Methoden. Ziel dieser Behandlungsmöglichkeiten ist eine Reduktion der Schmerzen und/oder eine Verbesserung der Knorpelsituation des betroffenen Gelenks. Als Medikamente kommen Schmerzmittel, Entzündungshemmer, Gelenkinjektionen oder homöopathische Medikamente zum Einsatz mit dem Ziel, Schmerzen oder Entzündungsprozesse zu reduzieren und damit eine Steigerung der Aktivität zu ermöglichen.

Operative Möglichkeiten stehen am Ende der Behandlungspyramide und sollten die letztmögliche Lösung darstellen. Ist das Gelenk schon sehr stark in Mitleidenschaft gezogen, bietet eine Operation jedoch eine gute Möglichkeit, wieder ein schmerzfreies und aktives Leben zu führen. Die operativen Verfahren reichen von einer Arthroskopie (Gelenkspiegelung) und gelenkerhaltenden Verfahren (z. B. Knorpelglättung, Anbohrung des Knorpels, Knorpelzelltransplantation) bis zum künstlichen Gelenkersatz (s. Band 2 dieses Ratgebers).

7 Anhang

7.1 Literaturverzeichnis

Dt. Ges. f. Orthopädie und orthopäd. Chirurgie + BV d. Ärzte f. Orthopädie (Hrsg.) (2002). *Leitlinien der Orthopädie* (2. Auflage). Köln: Dt. Ärzte-Verlag.

Haupt, G. & Horstmann, T. (2009). *Hüftschule: Die besten Übungen für Ihr Hüftgelenk.* Schorndorf: Hofmann.

Horstmann, T. & Merk, J. (2013). *Übungen für Knie und Hüfte – Physiotherapie und Training.* Stuttgart: Thieme.

Outerbridge, R.E. (1961). The etiology of chondromalacia patellae. *J Bone Jt Surg 43-B:* 752–757.

Rabenberg, M. (2013). *Gesundheitsberichterstattung des Bundes, Heft 54: Arthrose.* Berlin: Robert-Koch-Institut.

Schleip, R. (2014). Ein faszinierendes Netz – Die Entdeckung der Faszien. *Orthopress, 3.*

Scott, T., Reading, J. & Shephard, R. J. (1992). Revision of the Physical Activity Readiness Questionnaire (PAR-Q). *Canadian Journal of Sport Sciences, Vol 17* (4), 338–345.

Statistisches Bundesamt (2008). *Krankheitskosten – Fachserie 12 Reihe 7.2 – 2002, 2004, 2006 und 2008. Tabellen zur Krankheitskostenrechnung mit methodischer Beschreibung des Rechensystems für die Jahre 2002, 2004, 2006 und 2008.* Wiesbaden: Statistisches Bundesamt.

Statistisches Bundesamt (2012). *Diagnosedaten der Krankenhäuser ab 2000 für die 10/20/50/100 häufigsten Diagnosen.* www.gbe-bund.de. Stand: 01.06.2013.

Van Dijk, Dekker, Veenhof & Van den Ende (2006). Course of functional status and pain in osteoarthritis of the hip or knee: a systematic review of the literature *Arthritis Rheum, 15, 55* (5), 779–85.

Wirth, C.J. & Mutschler, W. (2007). Genu varum und Genu valgum. *Praxis der Orthopädie und Unfallchirurgie,* 615.

7.2 Weitere Adressen

Weiterführendes gezieltes Training bieten so genannte Hüft- und Kniesportgruppen: Fachleute geben dort Übungen weiter, die Schmerzen lindern und die Beweglichkeit des Gelenks trotz Knie- und Hüftarthrose so lange wie möglich erhalten (Kliniken, Sportvereine, Rheumaliga).

Ein ausführliches Alltagstraining bei Hüftarthrose finden Sie im Buch „Die Hüftschule" von G. Haupt und T. Horstmann.

Weitere Informationen auch der verschiedenen Arthrose-Konzepte finden Sie unter nachfolgenden Internetadressen:

http://www.stark-gegen-schmerz.de/service-rheumapatienten/knieuebungen_fuer_arthrosepatienten.html

http://www.stark-gegen-schmerz.de/service-rheumapatienten/bewegungsuebungen_fuer_arthrosepatienten.html